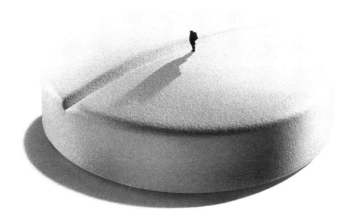

猎药师

发现新药的人

[美] 唐纳德·R.基尔希（Donald R. Kirsch）

[美] 奥吉·奥加斯（Ogi Ogas）/ 著

陶亮 / 译

中信出版集团｜北京

图书在版编目（CIP）数据

猎药师：发现新药的人 /（美）唐纳德·R.基尔希，
（美）奥吉·奥加斯著；陶亮译 . -- 北京：中信出版社，
2019.6（2024.11重印）

书名原文：The Drug Hunters

ISBN 978-7-5217-0250-7

Ⅰ.①猎⋯　Ⅱ.①唐⋯②奥⋯③陶⋯　Ⅲ.①药物学
—医学史—世界—普及读物　Ⅳ.① R9-091

中国版本图书馆 CIP 数据核字（2019）第 050406 号

猎药师——发现新药的人

著　者：[美]唐纳德·R.基尔希　[美]奥吉·奥加斯
译　者：陶亮
出版发行：中信出版集团股份有限公司
　　　　　（北京市朝阳区东三环北路 27 号嘉铭中心　　邮编　100020）
承 印 者：北京盛通印刷股份有限公司

开　　本：880mm×1230mm　1/32　　印　　张：8　　字　　数：145 千字
版　　次：2019 年 6 月第 1 版　　　　　印　　次：2024 年 11 月第 4 次印刷
京权图字：01-2018-7704　　　　　　　广告经营许可证：京朝工商广字第 8087 号
书　　号：ISBN 978-7-5217-0250-7
定　　价：58.00 元

目　录

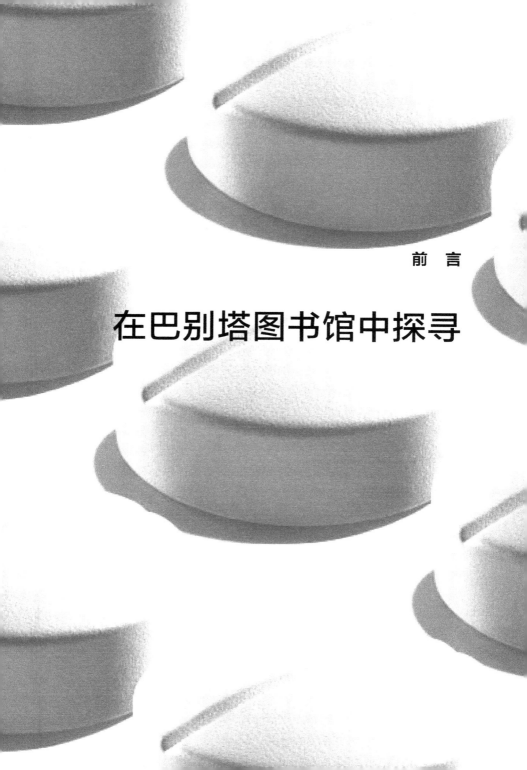

前言

在巴别塔图书馆中探寻

"通过这种艺术，你能思考23个字

母的变体……"

豪尔赫·路易斯·博尔赫斯
（Jorge Luis Borges
《巴别塔图书馆》

在史前时代的重重迷雾中，每个人都是猎药师。深受寄生虫困扰、浑身都是小毛病的祖先们会去咀嚼偶然发现的任何树根、树叶，希望那些植物恰好能减缓病痛，当然也要祈祷自己不会因此而丧命。纯粹依靠运气，新石器时代的人们发现了一些具有医用功效的物质，包括鸦片、酒精、蛇根草、杜松、乳香、茴香，还有桦木菌。

公元前 3300 年左右，一个饥寒交迫、身受重伤的人在意大利厄兹塔尔阿尔卑斯山脉的山峰间跌跌撞撞地走着，最终倒在了一条冰裂缝里。他在那里以冰冻的状态安静地躺了 5000 多年，直到1991 年，徒步者们无意中发现了他的尸体。他们给尸体取了个名字，叫奥茨（Ötzi）。奥地利科学家融化了这具冰河时期的尸体，发现他的肠子感染了鞭虫。刚开始，科学家认为奥茨和他同时代的人被这种寄生虫感染后根本无计可施。然而随后的发现却推翻了科学家的想法。

奥茨的熊皮裹腿里有两块兽皮，每块兽皮里都包裹着白色的球状物体。这些奇怪的球状物体是桦木多孔菌的子实体，桦木菌具有抗菌止血的功效，其中含有能杀死鞭虫的油状物质。包裹在奥茨兽皮里的这些真菌很可能是世界上能找到的最早的医药。冰河时期的药物疗效并不好，但至少是有用的。5000年前的抗寄生虫药物（药理学家称其为"驱虫剂"）的存在让我想起我的博导曾说过的话："如果你看到狗用两条后腿走路，你不会去关心它走得是不是优雅灵活，只会赞叹它居然能用两条腿走路！"

在奥茨身上发现的真菌阐明了人类猎药的一个简单真理：新石器时代的药方并非来自巧妙的创新或理性的探寻，石器时代并没有"乔布斯"式的大人物通过自己的远见卓识发明驱虫剂。相反，药物的发现纯粹只是靠运气，在近代科学发展起来以前，药物的发现完全依靠反复试错。

今天呢？辉瑞（Pfizer）、诺华（Novartis）、默克（Merck）等制药公司巨头花费几十亿美元打造了先进的药物研究实验室，你可能认为那些轰动一时的药物都是药物工程项目的产物，严密的科学论证和精心规划已经取代了反复试错的过程，然而事实并非如此。尽管大型制药公司付出了巨大努力，但21世纪猎药的主要技术跟5000年前并没什么两样：煞费苦心地从数量庞大的混合物中抽样做实验，希望能有一种是有效的。

在过去40多年的职业生涯中，作为一名猎药师的亲身经历告诉我，药物研发的过程可能迂回曲折，也可能完全是个意外，抑或既曲折又意外。职业猎药师就如同职业扑克玩家：掌握足够的知识和技巧，能在关键时刻扭转牌局，但永远摆脱不了牌的好坏对牌局的影响。

以"西罗莫司"（Rapamycin）为例。20 世纪 70 年代，生物学家苏伦·塞加尔（Suren Sehgal）尝试为艾尔斯特制药公司（Ayerst Pharmaceuticals）研发一种新的药物，用于治疗常见的真菌感染，比如念珠菌性阴道炎和脚癣。在尝试了成千上万种化合物后，塞加尔发现了一种新的抗真菌化合物，这种化合物源自复活节岛上的一种土壤微生物。他根据这座遥远的太平洋小岛的土著语名字拉帕努伊（Rapa Nui），将该药命名为"西罗莫司"。

在动物身上进行试验后，塞加尔发现西罗莫司能消灭所有有害的真菌，但不幸的是，它也会抑制动物的免疫系统。免疫系统必须要和抗真菌的药互相配合才能治好感染，特别是真菌感染，但"西罗莫司"抑制免疫系统的副作用无法避免，因此艾尔斯特制药公司的高管决定放弃这种药。

但塞加尔不想放弃，他知道另一种抗真菌的化合物"环孢霉素"（Cyclosporine）被用于器官移植治疗过程。和西罗莫司一样，环孢霉素也会抑制免疫系统，但对于做完器官移植手术的病人来说它却是一种理想的药物，因为它能防止患者身体出现排异反应。塞加尔因此推断，西罗莫司可能也可以用作防排异的药物。

然而，艾尔斯特制药公司（当时已经与另一家制药公司合并，在这个行业，公司兼并是非常普遍的事）并没有免疫系统抑制方面的科研项目，新的管理团队对器官移植也不感兴趣，他们立刻否决了塞加尔的提议。但塞加尔经验丰富，他深知大型制药公司亘古不变的运作规律：高管经常换人，他需要做的就是等待时机。每当有新的管理团队上任，他都会提议将"西罗莫司"作为器官移植药物进行测试。

此种情况重复了三四次后，塞加尔的上司生气了，塞加尔为了一个毫无意义的小项目反复提出建议让老板不胜其烦，于是他被命令将"西罗莫司"的培养菌直接扔进高压灭菌器里灭掉。这样一来，这种微生物就会永远消失，塞加尔研发器官移植药物的梦想也会随之破灭，至少他的上司是这么认为的。塞加尔服从了上司的命令，但却把其中一份培养菌偷偷带回了家，冻在冰箱里，可能就放在了小牛排和豌豆之间。

塞加尔的孤注一掷终于有了回报。正如他所希望的那样，他的上司很快换了岗位，另一个管理团队接管了公司。塞加尔再一次提议将西罗莫司作为防排异反应的药物进行测试。这一次，新上司批准了这项一直被束之高阁的项目。塞加尔立刻把培养菌从冰箱里拿了出来，重新制成药物，在动物身上进行测试……成功了！然后又在人体进行测试……也成功了！1999年，距离塞加尔首次发现"西罗莫司"的25年后，这种抗真菌的药物最终被美国食品药品监督管理局（FDA）批准成为抑制免疫系统的药物。如今，"西罗莫司"是非常常用的防排异药物之一，也被用作冠状动脉支架的涂层以延长其使用寿命，但其最初的研发目的却是为了治疗运动员的脚气和酵母菌感染，不得不说这非常神奇。

　　但也许这完全是在意料之中的。在医药研发领域摸爬滚打多年后，我深知在这一领域，唯一能确定的事就是最后的研发成果与初始的设想常常大相径庭。我的绝大部分同事都毕业于一流的研究型学府，在配备了高科技设备的顶尖实验室工作，穷尽毕生精力研究各种生物活性分子，最终却一无所获，并没有发现任何能安全有效改善人类健康状况的化合物。

　　教我药理学课程的教授曾经告诉我，在 95% 的情况下，病人去看医生并不能得到什么帮助。大部分情况下，要么病人的身体并不需要医生的干预，就自行痊愈了，要么疾病已经发展到无药可医的地步，医生也无计可施。他认为，只有在 5% 的情况下，医生的治疗才会起决定性作用。5% 的概率看上去很低，但比医药研发者研发药物成功的概率要高得多。

　　研发人员上报的医药研发项目只有 5% 能得到管理层的批准，在这些被批准的项目中，只有 2% 能研发出获得美国食品药品监督管理局认可的药物，也就是说药物研发成功的概率只有 0.1%。药物研发的挑战如此之大，以至于引发了医药领域的一场危机。每种获得美国食品药品监督管理局认可的药物平均要花费 15 亿美元和 14 年时间，大型制药公司越来越不愿意花费巨额研发费用，因为大部分砸进去的钱最终都打了水漂。最近辉瑞的高管告诉我，他们正在考虑是否彻底退出医药研发领域，只买别人研发出来的现成药。辉瑞是世界上历史最悠久、人才最多、资金最雄厚、规

模最大的制药公司，居然也想放弃研发，可见研发新药的困难
程度。

为什么研发新药的"困难程度"比把人类送上月球或是研发
原子弹要高得多呢？月球项目和曼哈顿项目使用了成熟的科学方
程式、工程原理和数学公式。当然这些项目肯定也很复杂，但至
少研发人员拥有清晰的科学规划和数学指引。月球项目的研发人
员知道月球和地球的距离，也知道到达月球需要使用多少燃料。
曼哈顿项目的科学家知道根据 $E=mc^2$ 的公式，多少物质能转换成
足以毁灭城市的能量。

但在医药研发领域，需要在不计其数的化合物中反复筛选试
错，并没有已知的等式或公式可以运用。桥梁工程师在正式破土
动工前就能清楚地知道桥梁的最大承重，但医药研发者在病患把
药吃进去之前，永远都没法知道药的功效。

20 世纪 90 年代中期，汽巴—嘉基公司（Ciba-Geigy，现在
隶属于诺华制药公司）计算了全宇宙可能成为药物的化合物数
量：3×10^{62}。当我们描述数字的特征时，有些数字比较大，有些
数字是巨大的，另一些则大到人类难以想象，几乎趋近于无穷大。
3×10^{62} 就属于第三类情况。假设为了研发有效治疗乳腺癌的药
物，每秒钟能试验 1 000 种化合物，直到太阳的能量全部燃烧完，
所试验的种类也只有 3×10^{62} 的冰山一角。

阿根廷盲人作家豪尔赫·路易斯·博尔赫斯所写的故事很适合
描绘药物研发的难点所在。在《巴别塔图书馆》一书中，博尔赫

斯将宇宙设想为一个由无数六边形房间组成的图书馆，这个图书馆在每个方向都无限延伸。每个房间都装满了书，每本书里都包含了随机组合的字母，没有任何两本书是相同的。书中偶尔碰巧会出现一句有意义的话，比如"山里有黄金"，但根据博尔赫斯的描绘，"在无数毫无意义、杂乱无章的字母堆中，才会碰巧出现一句有意义的话"。

然而，在"图书馆"中肯定有某些书碰巧蕴藏着足以改变人类命运的哲理和智慧，这些书被称为"真理"。在博尔赫斯的故事中，图书管理员在图书馆中穿梭探寻，希望能找到真理。大部分图书管理员在图书馆中穷尽一生却一无所获，看到的只是杂乱无章的字母。但某些管理员却凭借着运气或毅力找到了真理。

同样地，每种可能的药物都潜藏在庞大的化合物图书馆的某个角落，某种化合物可能会消灭卵巢癌细胞，另一种能抑制老年痴呆症的恶化，还有一种能治愈艾滋病，但也有可能这些药物根本就不存在，人类没有办法获取确切的信息。当代药物研发人员就像博尔赫斯故事中的图书管理员，穷尽一生探寻足以改变人类命运的化合物，并且需要时时克服内心寻而不得的恐惧。

实际，所有问题的根源在于人体。我们的生理活动并不像火箭推进或核裂变过程那样有固定的套路，人体是一个异常复杂的分子系统，身体各个组成部分之间的关系变化多端，而且每个个体都有其不同的特性。对于人体的生理活动，我们只了解其中很小的一部分，至今也无法描绘身体中绝大部分分子究竟是如何工作的。更何况每个个体都有其独特的基因和生理特性，因此每个个体的运作方式都稍有（或是非常）不同。另外，尽管我们对细胞、组织和器官的了解在不断加深，却依然无法准确预知某一种给定的化合物与某一人体分子之间究竟会产生怎样的反应。事实上，我们不可能确切地知道某种疾病是否拥有药理学家所谓的"能够用药物治疗的蛋白质"或"能够用药物治疗的目标"，也就是病原体中会对化学药剂产生反应的特定蛋白质。

研发一种有效药物需要两个条件：一是合适的化合物（也就是药物），第二个是合适的目标（也就是能够用药物治疗的蛋白质）。药物就像一把钥匙，能够转动蛋白质密码锁，从而启动生理引擎。如果科学家希望用某种特定的方式对人体的健康状况产生影响，比如减缓抑郁、止痒、治疗食物中毒或改善健康状况，首先必须找到人体中会对生理进程产生影响的目标蛋白质，或是病原体中阻碍生理进程的目标蛋白质。

比如，立普妥（Lipitor）会对 β－羟基－β－甲基戊二酸单酰辅酶 A 还原酶（HMG-CoA）产生作用，该还原酶是控制人体胆固醇合成速度的蛋白质。盘尼西林（Penicillin）则能抑制粘肽转肽酶（Peptidogglycan transpeptidase），这种酶是细菌细胞壁合成过程中必不可少的蛋白质。然而正如哈姆雷特（Hamlet）的一句名言，找到能转动蛋白质锁的钥匙"正是问题所在"，对猎药师来说无疑是巨大的挑战。尽管概率很低，但某些猎药师，比如苏伦·塞加尔，凭借其百折不挠的毅力或惊人的好运，通过个人的智慧或团队的合作，最终找到了真理。

猎药师将这种在化合物中系统性地进行搜寻的过程称为"筛选"。史前时代的筛选方法是摘下每一种之前没见过的浆果或叶子，然后用鼻子闻，或将其碾碎，或直接吃下去。我们的祖先一直用这种方式在自然界中进行筛选，直到 1847 年才首次以比较科学的方法进行筛选从而发现了一种药物——乙醚。当时乙醚被用作手术麻醉剂，但乙醚有几个明显的缺点，一是会对病人的肺造成刺激，二是具有爆炸的可能性。因此医生一直在寻找是否有其他与乙醚类似但效果更好的新化合物，能避开这几个问题。

乙醚是具有挥发性的有机液体，苏格兰医生詹姆斯·扬·辛普森[1]（James Young Simpson）和他的两个同事决定测试每一种能拿到手的挥发性有机液体。他们的筛选过程很简单：打开一瓶测试液体，吸入蒸汽。如果什么都没发生，就把该液体标记为"非活性"，如果吸入以后就失去了知觉，则把液体标记为"活性的"。

当然，这种筛选的过程肯定不符合当代实验室的安全标准。苯是当时使用很广泛的一种挥发性有机液体，辛普森肯定也测试了苯，但如今我们知道苯是一种致癌物，吸入体内会对卵巢或睾丸造成永久性伤害。

这种筛选方式的确比较轻率、不计后果，但在 1847 年 11 月 4 日，辛普森和他的同事测试了三氯甲烷（chloroform）。三个人将这种化合物吸入体内后，立刻产生了愉悦的感觉，然后就失去了知觉。当他们几个小时后醒来时，辛普森知道他们找到了一种活性的药物样本。

　　为了验证这个结果，辛普森坚持让自己的侄女吸入三氯甲烷，自己则在一旁观察。女孩晕了过去，幸好之后她醒了过来。如今我们知道三氯甲烷是一种强有力的心血管镇静剂，如果用作手术麻醉剂，致死率会很高。尽管所用的方法很危险，但辛普森通过在自己的客厅吸入各种化学品的方式，发现了19世纪轰动一时的药物，当然如今不太可能再去使用这种方法。但也说不准，20世纪80年代，我曾尝试在一辆大众面包车的后座寻找新药。

　　你可能会觉得我在制毒，不然为什么要在一辆面包车里研发新药？并不是这么回事。我的第一份工作是为一个抗生素研发小组工作，寻找抗生素的最普遍的方法就是对泥土中的每一种微生物进行筛选。因此我一直在观察各种土壤，试图寻找有用的微生物，当然也是为了赚钱。

　　一个周末，我自愿开着大众面包车去德尔马瓦半岛（Delmarva Peninsula）筛选来自切萨皮克湾（Chesapeake Bay）的土壤样本。面包车是我的"移动实验室"，里面配备了水槽和煤气灯。我所在的小组前不久发现了一种叫单胺菌素（Monobactams）的新型抗生素，因此我的移动实验室就叫"单胺菌车"。

　　我有时会说服妻子跟我们同行，承诺她可以尽情享受日光浴，但其实是让她开着面包车在海岸线一带穿梭，我则蹲在后面，时不时命令她停车，然后冲下去装一袋泥土回来。一路上，我不是在舀取切萨皮克湾潮湿的泥土，就是在稀释样本，将样本放到培养皿中。我妻子对此很不高兴，这个周末对我俩来说是一场灾难，周一回到实验室测试了样本后，我发现没有一个样本是有用的。妻子则警告我，如果不想让婚姻也变得无效的话，下次出去玩不准再做筛选工作，只能晒日光浴。

当别人得知我是药物研发人员后，通常会带着一丝不屑的口吻问我以下几个问题：

为什么药那么贵？

为什么药的副作用那么多？

为什么我的病无药可医？

我之所以写这本书就是想回答这些问题，其实这三个问题的答案都与一个事实有关：研发药物的过程异乎寻常地困难，因为在某些关键节点，总需要进行反复试错，而这与几千年前的穴居人并无二致。我们现在依然无法掌握足够的人类生理学知识，也没有成熟的理论指引我们以理性的方式去寻找人类万分渴望的化合物。

当我开始写作本书时，我意识到关于人类健康，我还有很多想法要跟大家分享，包括科学的局限性以及勇气、创造力和冒险精神的价值。在后面几章中，我会按照时间顺序描绘人类从石器时代一直到现在，在无边无际的化学世界中为寻找药物所走过的路。正文中我会使用通俗易懂的语言，技术性的细节会放到注释部分，还有一些不适合放在正文里的趣事也会在注释里提及。我会讲述几位杰出的科研工作者的故事，他们凭借直觉、毅力、创造力以及运气发现了真理。在讲故事的过程中，我会分析他们所留下的经验教训，以及为什么他们能发现改变世界的药物，我们作为个体或作为社会整体，能否提高药物研发的成功率。

除了这些崇高的目标外，我承认之所以写这本书，还有一些私心，我希望坦率地和你们分享作为一名医药研发者的工作经历。

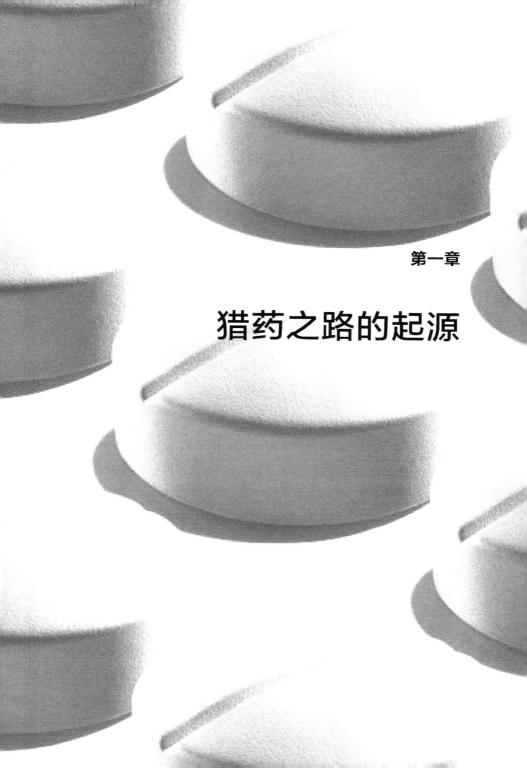

第一章

猎药之路的起源

"在全能的上帝给予人类的所有药物中，没有一种像鸦片那样万能、有效。"

**托马斯·西德纳姆
（Thomas Sydenham）
17世纪英国医师**

我们史前的祖先有一大堆奇怪的迷信想法。他们相信服下某种花酿成的制剂就能在敌人面前隐身，他们相信只要吸入树枝粉末就能读取邻居的想法，他们还认为用树根酿成的难闻的混合物能治病。

　　如今，我们知道想通过某种化学物让自己隐身或掌握读心术是非常荒唐的。另一方面，我们却对能在自然界中找到治病的良方深信不疑，并将自然界所蕴藏的丰富药典视为理所当然。为什么从自然界寻找读心术的秘方是荒唐可笑的，而寻找治病的良方却是理所当然的？为什么在脏兮兮的沼泽地里找到的树皮的汁液能够缓解关节炎或促进消化或降低血压呢？

　　当然，如果你相信这个世界之所以存在就是为人类服务的，神明创造各种动植物就是为了哺育"人类"这个神选中的物种，那么我们暂且可以认为柳树的汁液之所以能缓解头痛、洋地黄之所以能治疗心脏病，全都是上帝的意志。但是如果你相信进化论，那该如何解释非人类物种所产生的化合物居然能改善人类的健康状况呢？

我们并不确定是什么原因促使史前的祖先去自然界的丛林中搜猎药物，其动机是否就如同他们想要寻找刀枪不入的配方或目视千里的药水，但我们知道即使是最原始的人类也懂得如何从植物中获取有效的药物，就如同那位被寄生虫感染的奥茨。

植物可以杀死寄生虫甚至细菌并不难理解，毕竟很多生物都会产生毒素以抵御外界的感染。但为什么植物能帮助我们缓解疼痛、治好痤疮呢？甚至能帮助我们改善心情、恢复意识呢？当代人早就习惯了沃尔格林连锁药房（Walgreens）里出售的花花绿绿的药片和糖浆，但从来没有想过有机药物究竟有多么神奇。如果我告诉你吃了某种植物的果子能让你在水下呼吸，你会相信吗？当然这种植物并不存在，但我们对以下事实应该抱有同样的惊讶和质疑态度：植物界所产生的化合物进入动物体内后，所产生的有益反应与其在植物界本身完全不同。

我们的史前祖先在不断挖掘、利用这些大自然的药方，尽管他们对于药物的理解掺杂了迷信和神话。值得一提的是，有些石器时代的药物历经时间的考验，如今依然被广泛使用，鸦片就是其中之一。鸦片是人类使用的最古老的药物之一，回顾鸦片的历史就能看出自然界天然存在的药物有多么神奇，也能看出人类历来对于药物的渴望。

如果我们把酒精归为饮料[1]，那么已知的最古老的药物是每一位西方人肯定都摄入过的，即罂粟酊。镇痛剂、吗啡、可待因、羟考酮、海洛因都来源于罂粟，罂粟是一种在小亚细亚非常常见的颜色艳丽的野生植物。鸦片是罂粟的有效提取物[2]，之所以一直被广泛使用是因为提取过程很方便：碾压罂粟还未成熟的果实，收集流出的汁液，晒干，研磨成粉末，就能得到纯鸦片了。

早在公元前 3400 年，苏美尔人就开始使用鸦片，当时鸦片被称为"忘忧药"。苏美尔人将鸦片能使人愉悦的功效告诉了亚述人，亚述人又传给了巴比伦人，巴比伦人又传给了埃及人。关于鸦片的最早书面记载出现于公元前 3 世纪古希腊哲学家泰奥弗拉斯托斯（Theophrastus）的著作中，"鸦片"一词来源于古希腊语"汁液"。之后，阿拉伯商人将鸦片带到了亚洲，用于治疗痢疾，痢疾是一种经常会致死的严重腹泻。除了有麻醉的效果，鸦片的止泻功效也很强。

作为一种药物，鸦片的一个主要缺点是它难溶于水。在 4 000 多年的时间里，人类一直使用水来提取鸦片，直到中世纪，医师开始尝试有没有更高效的提取方法。这些医师是最早的"配方设计师"，也就是尝试用新的方法来提取已知的药物。这些配方设计师利用粗浅的化学知识和伪科学的炼金术胡乱地进行实验，所得到的化合物中往往含有很多无效的成分。

帕拉塞尔苏斯（Paracelsus）是 16 世纪的医师和植物学家，也是最有才华的配方设计师之一。他发明了一种新的鸦片提取方法：将鸦片溶于酒精。帕拉塞尔苏斯太沉溺于鸦片的药效，把其称为

"永生石"，不过后人称其为"鸦片酊"。基于酒精的鸦片提炼方法在药学界的确获得了永生，直到 20 世纪后期人们依然在使用这种提炼方法。

另一种基于酒精提取的鸦片制剂叫复方樟脑酊（paregoric），是由莱顿大学的化学系教授莫尔（Mohr）于 18 世纪首次制成的，复方樟脑酊在维多利亚时代的小说中很常见，女主人公在社交场合遇到丢脸的事后总会服用这种药来抚慰自己，比如被某位英俊的年轻男爵拒绝以后。这个词事实上来源于希腊语词汇"抚慰"。

杜佛化散[3]（Dover's Powder）是另一种18世纪的鸦片制剂，由托马斯·杜佛（Thomas Dover）于1732年发明。托马斯·杜佛是一位药理学家，但他闻名于世却是由于他别样的经历。从剑桥大学医学系毕业后，杜佛在英国港口城市布里斯托定居，50岁时参加探险巡航活动来到南太平洋。1709年，探险队登上临近智利的一座荒岛。杜佛一行人却发现这并不是一座无人的荒岛，亚历山大·塞尔柯克（Alexander Selkirk）住在岛上，他是四年前一起海难的唯一幸存者。塞尔柯克被救回英国后成了名人，他的传奇故事让丹尼尔·笛福（Daniel Defoe）获得灵感写下了《鲁滨孙漂流记》一书。杜佛回到英国后研发出了杜佛化散，杜佛化散是一种包含等量鸦片和吐根的白色颗粒，止咳糖浆中就含有这种成分。作为发现并救回塞尔柯克的人，杜佛也名声大噪，从而让他能够更顺利地推销杜佛化散。

鸦片本身是一种复杂的混合物，包含了多种活性化合物，比如菲（Phenan threnes，包括吗啡和可待因等止痛成分）和苄基异喹啉（Benzyl isoqulnolines，包括用于治疗血管痉挛的罂粟碱）。用水作溶剂提炼的鸦片制剂包含10%的吗啡，0.5%的可待因和0.2%的二甲基吗啡（The baine；二甲基吗啡本身没有医学功效，但能合成其他鸦片类制剂，比如羟考酮，Oxycodone）。1826年，年轻的德国药剂师弗里德里希·史透纳（Friedrich Sertürner）成为第一位分离出纯鸦片中活性成分的研究人员，他以古希腊神话中睡梦之神摩耳甫斯（Morpheus）的名字为这种化学成分命名，称其为"吗啡"，从而开启了鸦片制剂的新纪元，同时也开启了鸦片滥用的新时代。

1827年，位于德国达姆施塔特的天使药房（Angel Pharmacy）开始大规模商业化生产吗啡，天使药房的所有者是伊曼纽尔·默克（Emanuel Merck），伊曼纽尔是斐德利希·杰柯·默克（Friedrich Jacob Merck）的后代，斐德利希于1668年开创了这家德国药房。天使药房凭借销售吗啡的优势迅速扩张，最终成了一家大型制药公司，即现在的默克制药公司。最初，默克向公众推销吗啡时，吹嘘其为鸦片的绝佳替代品。很快，吗啡成瘾的发生概率就超过了鸦片成瘾率。

1897年，德国拜耳（Bayer Company in Germany）的研究员利用新的合成化学技术，研发出了吗啡的新型变种"海洛因"，当时研究员认为海洛因能治疗某些疾病。当然现在我们知道海洛因没有任何药用功效，但拜耳当时向公众推销海洛因时，吹嘘它能止咳，而且"本身不会上瘾，还能帮助使用者摆脱对吗啡的依赖"。19世纪西尔斯罗巴克公司的产品目录是这样描述海洛因套装的：一支注射器，两根针头，两小瓶海洛因，一个便携箱，仅售1.5美元。

后来，研究员发现人体的新陈代谢会将海洛因分解成若干种更小的化合物，包括吗啡，也就说明海洛因不可能帮助人们摆脱对吗啡的依赖，只是吗啡的替代品而已。尽管海洛因会被分解成吗啡，但两种化合物有着本质的不同。与吗啡相比，海洛因能让人产生更强烈的精神刺激和愉悦感，也就更容易上瘾。吗啡上瘾者需要继续摄入吗啡以防止断瘾症状的出现，而海洛因上瘾者持续摄入海洛因则是为了保持极端愉悦的状态，否则当药效消失，所有的不良感觉会变本加厉地席卷而来。当公众最终发现拜耳让鸦片成瘾问题进一步恶化时，媒体对拜耳的讨伐使其遭遇了现代制药行业的第一次公关危机。

鸦片究竟是如何产生镇痛效果的，几个世纪以来，这一直是一个难解的科学谜题。显然，鸦片并不会受到人类进化的影响，从而产生止咳的效果或导致人类上瘾。即使到20世纪70年代，飞速发展的神经科学理论依然无法解释为什么一种生长于中亚的植物能对人类大脑产生如此大的影响。直到1975年，位于苏格兰的亚伯丁大学和位于巴尔的摩的约翰霍普金斯大学的两组研究人员分别解决了这一神经化学难题。

他们发现鸦片作用于神经系统中一种被称为"内啡肽"的特

定受体。埃里克·西蒙（Eric Simon）是发现这些受体的研究员之一，他为这些受体起名为"内啡肽"，也就是"内生吗啡"的缩写，也即"人体内自然产生的吗啡"。内啡肽是脑垂体和下丘脑自然产生的荷尔蒙，能产生愉悦的感觉并抑制痛感。这一荷尔蒙通过与内啡肽受体结合产生效果。人体有九种不同类型的内啡肽受体，每一种鸦片化合物都有独特的与这些受体交互的模式。受体被激活的独特方式决定了每种鸦片化合物会产生何种心理反应——愉悦、止痛、镇静或便秘。当某种鸦片制剂与某一特定的内啡肽受体绑定时，受体会向神经元传输信号，命令神经元产生其他分子化合物，这些分子化合物则会触发脑回路，从而产生愉悦或止痛的感觉。

即使鸦片是如何作用于人体神经系统的问题被解释清楚后，那个古老的问题依然没有解决：为什么一朵花里会包含这种能够刺激大脑的化合物？科学家如今找到了合理的解释。自古以来，大部分植物在进化的过程中都会产生不同的毒素来保护自己不被昆虫或动物吃掉。昆虫和动物在进化过程中则会产生抵御这些毒素的物质，比如通过肝酶来分解毒素，或发展出血脑屏障以抵御毒素进入中枢神经系统。植物界和动物界一直在进行一场生物学上的生死决斗，植物内产生的化合物就是这场生死决斗的结果。科学家推测，罂粟之所以会产生鸦片化合物就是将其作为神经毒素，以防御昆虫。

然而，植物鸦片只能算是二流毒素，它们的确能改变昆虫的行为，但其他植物产生的毒素要有效得多，比如士的宁（Strychine）能引发肌肉痉挛，最终导致窒息。但鸦片毒素已经足够保护罂粟不被昆虫吃掉，让罂粟不至于灭绝。

在罂粟产生鸦片这种物质以抵御虫子侵害的同时，哺乳动物也在独立地进化着，在神经元中生成了阻挡痛苦的受体，这些受体恰好会对鸦片化合物产生反应。因此，让罂粟花产生鸦片的植物化学体系与哺乳动物大脑中对鸦片产生反应的体系完全没有任何关系。如果从概率的角度看，植物体内用来驱虫的分子化合物恰好在人类复杂的大脑中成为痛感调节器的概率是非常低的，然而大自然的神来之手却从巴别塔图书馆中挑出了同一种化合物用于两项完全不同的任务。

喜欢寻欢作乐的新石器时代祖先无意中发现罂粟花汁液的功效后，开始筛选最能产生愉悦效果的种子。经过几千年的筛选，如今的鸦片制剂比起祖先在中亚草原上发现的原始物种，效果要好得多。研究表明，经过几代选择性育种后，植物中有效物质的强度已大大增强。大麻就是很好的例子，以大麻植物中的有效成分四氢大麻酚的含量来测算，如今大麻中有效成分的强度是1969年在伍德斯托克音乐节上吸食的大麻的七倍。

鸦片会对人类大脑产生作用是个小概率事件，事实上，绝大部分植物中蕴含的化合物不会对人类产生任何有益的影响，相反，如果你随便挑一些树叶、树根或果子吃下去，绝大部分情况都会生病。在已知的30万种植物中，只有5%是可以食用的。世界上

75%的食物来源于12种植物和5种动物。然而，史前祖先却有幸在茫茫植物世界中找到了罂粟。鸦片制剂是史上销量最好的药物，2011年，有1.3亿份处方开出了维柯丁（Vicodin），维柯丁是由可待因提炼而来的通用鸦片制剂，该药是当年所有药物中销量最高的。

尽管鸦片制剂在商业上已获得巨大的成功，猎药师依然在探索是否能对自然界的鸦片进行人工干预，以获取更大的收益。理想的止痛剂应具有如下特点：（1）不具有成瘾性。（2）没有镇静的作用。（3）能够缓解剧烈的疼痛。尽管鸦片制剂是止痛效果最好的药物，但无论在生理上还是心理上，都容易让人上瘾，还会产生昏睡、便秘等副作用，并且不需要摄入太多的剂量就会使人呼吸停止，从而导致死亡。相比而言，诸如阿司匹林和布洛芬等非甾体抗炎止痛药不会使人上瘾，也没有镇静作用，几乎没有致死的风险，但是无法缓解剧烈的疼痛。

当我在惠氏（Wyeth）工作时，就有一个研发团队专门研究止痛药，事实上所有的大型制药公司对止痛药都很感兴趣。止痛药研发项目致力于研究如何阻断神经元中某种参与传递痛感刺激的离子通道。惠氏的这个研究团队最有意思的一项工作是研究那些不幸患上先天性无痛症的病人，先天性无痛症的发病率非常低，病人是由于基因变异导致电压门控型离子通道Nav1.7缺失，从而无法感觉到痛。没有痛感听上去很棒，但事实上患者在日常生活中很容易受伤，比如把手伸进了沸水里，或是把砖块砸到脚上。

在发展中国家，无痛症患者通常寿命不长，而在发达国家，如果家人有足够的资源对患者进行 24 小时监控，确保其不受伤，他们是可以活到成年的。

在惠氏，我们意识到如果能够模仿 Nav1.7 离子通道变异的效果，就能研发出一种药物，可以抑制任何程度的痛苦。当然真正实施起来要困难得多，惠氏投入了几千个工时和数百万美元。几十年后，Nav1.7 离子通道项目依然没有研发出任何得到美国食品药品监督管理局批准的药物，不致瘾、非镇静类强效止痛药依然只是一个梦。在我写下这段文字时，最有效的止痛药依然是古已有之的鸦片制剂。

罂粟花中蕴含高效止痛成分只是机缘巧合而已，但即使是最有科学头脑的人依然会觉得这是冥冥之中注定的，否则人类最有效的止痛药怎么会藏在一朵花的花瓣下？

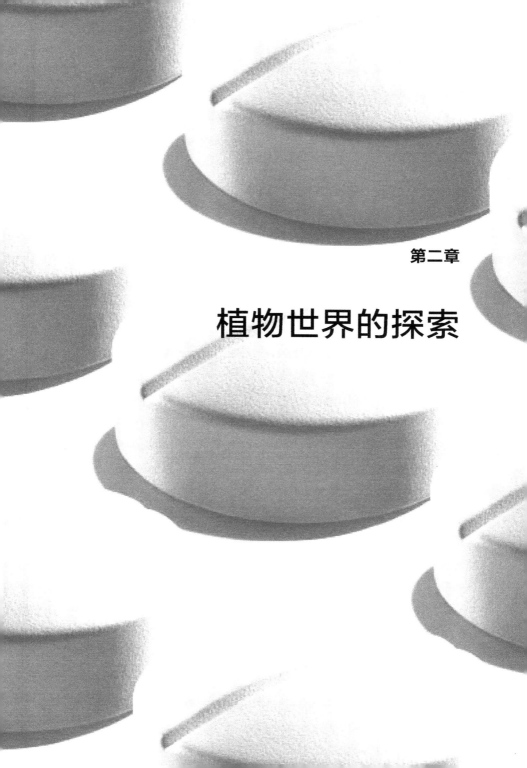

第二章

植物世界的探索

"植物具有强大的治疗功效……新鲜挤压出的植物汁液与蜂蜜和酒混合能治疗抑郁、改善视力、增强心肺功能、暖胃清肠、让肠胃有规律地蠕动。"

希尔德加德·冯·宾根（Hildegard von Bingen）
《自然史》
1125 年

世界上有两类完全不同的医生，第一类专注于临床实践，比如主治医生和脑外科医生；另一类专注于研究，致力于寻找能够造福人类的新药物。如今，主流的医学研究者既是医生也是分子生物学家，最典型的是在基因领域寻找突破的医学学者。但在文艺复兴之前，最常见的医学研究者通常既是医生也是植物学家。为什么呢？因为当时几乎所有的新药都是从植物王国中找到的。

在人类文明伊始的一万年间，药理学是植物学的一个特别分支，我们可以将这个时代称为医药研发的"植物时代"。植物的每一部分都被视为上帝的药典，包括花、根、种子、树皮、树汁、苔藓、海藻，人类通过采摘、去皮、研磨和烧煮将其变为良药（事实上，英语的"药"这个词来源于古法语，在古法语中是"晒干的药草"的意思）。要发现新的良药，既需要医学知识，也需要植物知识，因此直到18世纪前，几乎每一项药学新发现都是由医生兼植物学家提出的，最有名的是一位名叫瓦莱里乌斯·科尔都斯（Valerius Cordus）的德国天才。

科尔都斯于1515年出生于德国黑森（Hesse），父亲是一名医生，叔叔是一名药剂师。年幼的科尔都斯曾经跟随叔叔去德国南部的荒野搜寻有药用价值的植物，叔叔还教他如何从植物里提炼出药水和药膏。在科尔都斯的时代，大部分药剂师都喜欢炼金术，所谓的万能药就和治疗皮疹的药一样普及。但自从科尔都斯开始在学术氛围浓厚的维滕贝格（Wittenberg）求学后，就不再相信任何迷信或占卜术，他坚信药剂师应该只相信观察到的事实和可以证实的结果。

在读研究生期间，科尔都斯开始讲授关于古希腊著名药剂师迪奥斯科里德（Dioscorides）的事迹，迪奥斯科里德也是一位植物学家，生活在公元50年左右，写下了五卷药草百科全书《药材医学》（*De Matena Medica*）。这部药典巨著记录了当时已知的每一种药材，描绘了近1 000种不同的药物。在之后的1500多年里，迪奥斯科里德所著的这套书在欧洲一直是医师的案头参考读物，并不是说这套书有多准确或多清晰，而是因为没有后来人尝试去改进编写新的药典。

科尔都斯的授课获得了高度赞誉，连教授都来听他上课，这在当时是非常罕见的，况且科尔都斯那时才不过二十出头的年纪。科尔都斯肯定了《药材医学》一书，但同时指出欧洲人不能再依赖这本古人写的书，必须要自己编写当代药典。为了完成这一任务，科尔都斯毕业后就积极投身于两项事业：一项是在全球寻找可以入药的新植物，第二项是撰写一本基于证据而非基于传统的新药典。

1543 年，28 岁的科尔都斯出版了《药典》（ *Dispen sato-Rium* ）一书，这是第一本摒弃所有超自然和迷信色彩思想的药理学书籍，只注重关于植物属性和提炼方法的实证经验。书籍列出了 225 种药用植物，包括没药、番红花、肉桂、胡椒、苦艾、阿拉伯树胶、菖蒲、樟脑、小豆蔻、黄瓜芽孢杆菌、瓜氨酸、茴香、香脂。科尔都斯对大量植物进行了细致入微的观察，这本书对植物学的贡献不亚于对药理学的贡献。科尔都斯所著的新药典在下一个世纪是被使用最广泛的药学手册。

但科尔都斯并不满足于记录那些已知的药物，还专注于探寻新药物。受到儿时跟随叔叔游历的影响，他去了很多偏僻的地方，希望能发现新的植物，为《药典》添砖加瓦。他还开始研究化学实验，当时化学学科仍处在发展初期，与超自然的炼金术更为接近，而非一门实证学科。在做化学实验时，科尔都斯同样观察入微，只记录那些可以被重现的结果。

作为一名猎药师，科尔都斯大部分时间都在探索植物世界，以寻找真理，但他同时也是一名配方设计师，希望使用刚刚发展起来的化学方法来合成已知药物。科尔都斯最成功的一项成果是合称乙醚（Ether），一些发展中国家至今仍在使用乙醚。科尔都斯将乙醚称为"硫磺"或"硫酸"，虽然他不是第一个发现乙醚的人，但用硫酸和酒精合成乙醚的方法毫无疑问是由他首先提出的。他对于"酸的浓硫酸"和"甜的浓硫酸"（后者最终成为今天所使用的乙醚）的化学性质进行了系统性描述，包括挥发性强和易燃易爆等。和其他研究一样，科尔都斯研究乙醚的最终目的是为了其医用价值。他撰写了一份关于乙醚医学应用价值的详细报告，包括增强黏液分泌和治疗干咳等症状。下一章我们还会提到乙醚，乙醚为当代制药产业的创建打下了坚实的基础。

那么，文艺复兴时代的猎药师过着怎样的生活呢？往往他们的生命会很短暂，甚至就是一场悲剧。1544 年夏天，为了探寻泥泞中的药用植物，科尔都斯去了佛罗伦萨和比萨的沼泽地，那里蚊虫满天飞。他虽然带着收获回到了罗马，但却不幸患上疟疾去世了，年仅 29 岁。去世时，他至少对三门学科做出了杰出贡献：植物学、化学和药理学。他的墓志铭是这样写的："瓦莱里乌斯·科尔都斯在非常年轻时，就向世人解释了植物的原理和功效。"

哥伦布发现新大陆后，欧洲人开启了殖民进程，猎药师的足迹也随之出现在以前从未涉足的土地上。最重要的发现之一，是玻利维亚和秘鲁西部丛林里的一种叫金鸡纳（Chinchona）的树皮。盖丘亚族土著将这种树皮泡茶喝，以防止疟疾。西班牙征服者很快将这种树皮占为己有，一位奥古斯丁修道士曾在 1633 年写道："他们将这种树叫作'退烧树'，树皮是肉桂色的，研磨成粉后，将大约相当于两个银币的重量溶解到水里喝下去，用来治疗发热和间日热。"

在 15 世纪，间日热指的是反反复复发作的发热，体温时高时低，这是疟疾最常见的症状。得了疟疾后，体温之所以会忽高忽低，是因为疟疾寄生虫在宿主的红细胞里进行自我复制，一轮复制结束后，红细胞破裂，所有寄生虫同时冲出细胞攻击新的细胞。破裂细胞的化学碎片进入血液循环后，就会导致发热（碎片是血红蛋白降解过程中产生的有毒物质）。当寄生虫入侵新的细胞后，高烧症状就会缓解，然后开始新一轮的感染。

有传言称金鸡纳树皮在 1638 年曾治愈了伯爵夫人安娜·辛可（Anna del Chinchón）的疟疾，她是当时秘鲁总督的夫人。"当代分类学之父"卡尔·林奈（Cal Linnaeus）将这种生产奎宁的植物命名为金鸡纳，以纪念总督夫人，因为他相信总督夫人是首批被金鸡纳治愈的欧洲人。总督夫人奇迹般地康复后，金鸡纳于 1639 年作为治疗疟疾的药物传入了西班牙，在很长一段时间里，大家都把这种树皮叫作"伯爵夫人药粉"。总督的确将大量金鸡纳带回了西班牙，但他的妻子是否真的得过疟疾，并且服用过金鸡纳却无法证实，可能只是总督想出来的一种营销策略，为了将堆积如山的金鸡纳赶紧卖出去。

在南美的耶稣会传教士很快成为金鸡纳的欧洲进口商和分销商，金鸡纳也一跃成为从秘鲁带回旧世界的最有价值的商品。然而这种来自新世界的药物并非没有争议。

当时的传统医师，也就是所谓的教条派，并不相信这种树皮的功效，因为这与古希腊名医伽林（Galen）的"四种体液理论"并不相符，按照伽林的理论，应该通过净化肠道的方式来治疗疟疾（也就是强制排泄）。而经验派医师则认为应该通过观察和实验改进医学治疗的方法，他们反对教条派医师。这场争论席卷欧洲达几十年之久，对树皮的支持和反对声也源源不断。很多江湖郎中和小商贩纷纷利用这种不确定性来牟利，最著名的当属英国药剂师罗伯特·塔尔博尔（Robert Talbor）。

塔尔博尔提出了自己的疟疾疗法。1672 年，他出版了一本名为《论疟疾的原因和治愈方法》（Pyretologia：A Rational Accout of the Cause and Cure of Agues）的书，看上去像一本科学著作，实则是一本营销小手册，推销自己的药。他在手册里详尽地描述了药的服用方法，但关于药的成分，只有简单的一句话"由四种植物组成，两种来自国外，两种来自国内"。在推销自己的药的同时，他还警告大家千万不要服用金鸡纳树皮：

> 要小心那些治标不治本的药，特别是金鸡纳，某些庸医胡乱开药，服用方法不对的话是很危险的。

塔尔博尔是个唯利是图的小人，其他医生请求他公开药的配方时，他要求给钱才能公开：

　　　　我打算更详尽地描述我的药物和治疗方法，我也不想再保密下去，但前提是我自己必须先得到金钱补偿，要知道为了研发这种治疗方法，我可是付出了很大的代价。

　　后来，塔尔博尔治愈了路易十四的儿子，最终获得了他梦寐以求的财富。法国国王给了他"3000顶金王冠以及一笔终身年金"。尽管不断有人呼吁他公开药的配方，但他从未这么做。塔尔博尔去世一年后，几位药剂师终于确定了这种药的主要成分：金鸡纳树皮[1]。

　　两个多世纪后，在1820年，两位法国药剂师成功地从金鸡纳中分离出了有效的化学成分，他们将其称为"奎宁"（Quinine）。奎宁对人类文明产生了重大影响：原本疟疾肆虐的土地向西方殖民者敞开了大门，包括南美、北美和非洲的大片土地以及印度次大陆，原本这些地方太危险了，无法殖民。欧洲人经常服用奎宁，甚至发明了一款至今依然很受欢迎的杜松子酒补剂，也就是杜松子酒和奎宁水的混合物。以下场景在19世纪是很常见的：大英帝国的官员在某个偏远的殖民地，斜躺在挂了蚊帐的阳台上，边喝着当地仆人送来的杜松子酒补剂，边欣赏着日落的美景。杜松子酒补剂中含有奎宁水，为了掩盖奎宁水的苦味，于是加入了杜松子酒。奎宁很难溶于水，加入酒精后，则药物溶解性更强。

　　奎宁是植物时代所发现的最后一批伟大药物之一。西班牙医师兼植物学家尼古拉斯·莫纳德斯（Nicolas Monardes）于1574年出版了一本专著《来自新世界的好消息》，描述了在新世界发现的100多种可以入药的植物，包括马钱子（Curare）、古柯（Coca，也就是可卡因，原住民用来治疗血肿症状，后来传入欧洲，用于治疗多种疾病）、可可（Cacao）也就是巧克力（用于治疗抑郁和衰竭），黄樟（用于治疗发热，但效果不佳）、金钟柏（生命之树，用于治疗维生素 C 缺乏病），烟草（用于治疗多种疾病）、蛇根草、菝葜、铁线蕨、蜀葵、愈疮木、多种通便坚果、无花果油（用于通便）、吐根树（另一种通便剂）、大决明树、香脂木豆、凤仙花和球根牵牛。这份清单中，至今还在使用的药物只有奎宁、马钱子（在部分手术中用作麻醉剂）和吐根树（用来催吐）。巧克力有时也会被当作春药或用来治疗抑郁，但已经不算药品了。

从很多方面来看，科尔都斯短暂的一生是药物研发史上最重大的一个转折点，他不再局限于从植物中发现药物，而是将目光转向了合成化学领域。植物时代是药物研发史上持续时间最长的时代，科尔都斯在沼泽地里孜孜不倦地搜寻、最终为医药事业而献身的悲剧标志着植物时代的终结。

如今，几乎没有新药是从植物里发现的，因为有药用价值的植物早就被发掘殆尽。20 世纪 90 年代，我在一家美国制药公司氰胺公司工作，我所在的药物研发团队决定去世界各地搜寻奇花异草，试图发掘新的药物。要完成这项任务就必须有一名植物学家同行，但到了 20 世纪末，植物学已经不是主流的科学学科了，美国大学里设立植物学专业的并不多。结果我们找不到任何一个既懂植物学知识又愿意随我们同行的专家（科学专业知识居然如此轻易地就流失了，听上去匪夷所思，但实际上经常发生。我在普林斯顿读研究生期间，一位科学家来我们生物系拜访，想要看一看我们收集的双贝壳标本，包括蛤和牡蛎的壳，但却没人知道收藏的东西放在哪里。系主任多方询问，最终从一名教职员工那里获悉，十年前改造装修的时候，一位工人发现了一批贝壳，然后扔掉了。当时没人提出异议，因为没人对贝壳研究感兴趣。而普林斯顿是全北美双贝壳类化合物藏品最全的地方之一）。

由于我们在美国找不到合适的植物学家，就与位于乌克兰基辅（Kiev）的细胞生物学和基因工程研究院建立了合作关系，这家研究院依然在积极开展植物研究。研究院派出了植物学家去全球各地搜寻，包括苏联（乌克兰、俄罗斯、哈萨克斯坦、阿塞拜疆、吉尔吉斯斯坦、乌兹别克斯坦）、南美、非洲（纳米比亚、南非、加纳）和亚洲（中国和巴布亚新几内亚）。基辅植物学家搜集了15 000多种植物，包括各种罕见的花草和灌木，但氰胺公司的研究团队却连一种有用的化合物都没找到。经过几千年的探索后，植物界的真理似乎已经挖掘殆尽。

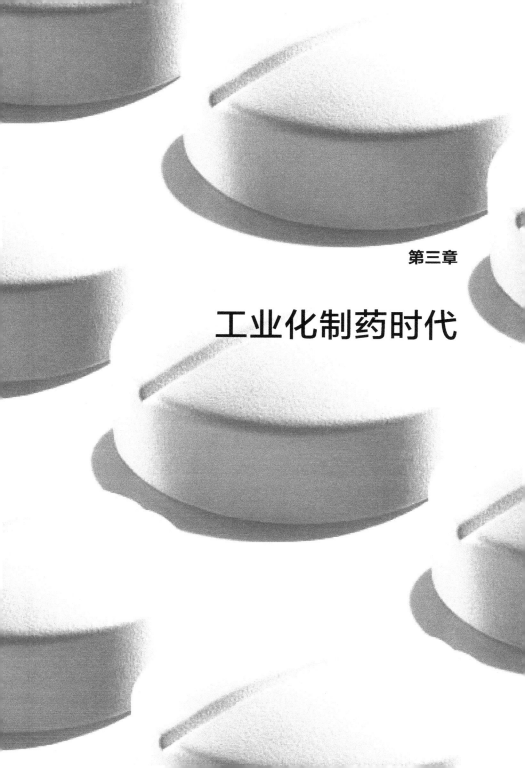

第三章

工业化制药时代

"我今天看到的事将会传遍世界。"

亨利·比奇洛医生
（Dr. Henry J. Bigelow）
1846年

尽管植物时代是医药研发史上持续时间最长、收获最多的时期，但从文艺复兴时期开始，随着炼金术的兴起，植物学风光不再，炼金术本质上是化学学科的雏形。对中世纪的炼金术师来说，最大的愿望就是找到"点金石"，也就是将基础元素（比如铅）变成贵金属（比如金）的方法，这也是发家致富的最快方式。在开罗老城区一座建于 12 世纪的犹太人教堂里发现的炼金术手册中描述了一种点石成金的方法："将水银、马粪、珍珠、明矾、硫黄、混合了头发的黏土和几个鸡蛋混合，如果上帝保佑，就能得到银。"现在我们知道，这个配方里最关键的一个步骤——上帝保佑——需要核裂变或核聚变才能实现，当时还没有提出原子的概念，更不用说核技术了。马粪在那些奇奇怪怪的配方中却经常出现。

　　任何要用到粪便或是神的旨意的学科都不太可能推动创新，从公元 1100 年到公元 1600 年的几百年间，炼金术士尽管发明了大量的药物配方，但对药学的贡献几乎可以忽略不计，这些配方中最好的也没什么疗效，最差的可能会致命。科尔都斯终于摆脱了超自然力量的束缚，开始将重点转向科学观察。他的乙醚配方比所谓的点石成金法靠谱多了。

瑞士医学家帕拉塞尔苏斯（Paracelsus）与科尔都斯是同时代的人，他曾写道，乙醚可以让小鸡"在一段时间内"睡着，却不会对小鸡造成任何伤害，但帕拉塞尔苏斯从没想过乙醚可以让人类也睡着。同样地，科尔都斯根据实验结果记载了乙醚的多种医学用途，但没有记录表明他知道乙醚可用作麻醉剂。科尔都斯的乙醚制作方法在之后的三个世纪一直是药典中的标准做法，被用作化学溶剂，并被用于治疗头痛、眩晕、癫痫、麻痹、癔症、风湿病以及其他疾病。但在 19 世纪，即使是最具远见的医生，对于乙醚用途的想象也没有超越中世纪的药剂师。

1812 年，《新英格兰医学期刊》（New England Journal of Medicine）首期的第一页刊登了乙醚的推荐用途。哈佛医学院创始人之一，当时最负盛名的医生约翰·沃伦[1]（John Warren）写了一篇关于治疗心绞痛的文章，心绞痛病人非常痛苦，会感觉到胸腔被挤压。现在我们知道心绞痛是由于心脏缺氧引起的，但沃伦当时对这种疾病缺乏足够的了解，他提出了一系列尝试性的治疗方法：将脚泡在温水中，放血，硝酸银，吸烟，吸食鸦片，最后一种是吸入乙醚。

乙醚不仅被用来治疗心绞痛，到 1830 年，有钱人还用它在派对上寻欢作乐，一阵吞云吐雾后，就会飘飘然失去方向，撞到家具，或完全晕过去。乙醚还被用作抗菌药、清洁剂、祛痰剂、排气剂（防止肠胃胀气），以及最难以置信的——用于刺激昏厥的病人，通常是与更为有效的芳香氨醛一起使用。但这么多年来，乙醚却从未被用作麻醉剂。

在 19 世纪中叶以前，手术并不常见，因为手术非常危险，术后感染几乎是无法避免的，而且感染常常会致命。直到 19 世纪末微生物学理论创建后，无菌技术才得以发展。更糟糕的是，当时对疾病的成因只有很粗浅的认知，甚至一无所知，因此对于手术干预的好处并没有科学定论。再者，手术是在无麻醉的情况下进行的，痛苦的程度完全超出一般人的承受范围。

我们可能很难想象无麻醉措施的手术是怎样的感觉，但从著名医学教授乔治·威尔逊（George Wilson）的描述中可窥知一二，威尔逊在 1843 年接受了截肢手术，并描述了手术过程：

> 可怕的黑暗席卷而来，我仿佛被上帝抛弃了，被世界抛弃了，绝望袭上心间，让我永生难忘，尽管我非常想要遗忘这种感觉。手术过程中，尽管承受着巨大的痛苦，我的感官却异常敏锐，别人告诉我病人处在我这样的情况下的确会如此。我依然能清晰地回忆出手术的每一个步骤：铺开医疗器具、缠绕止血带、第一刀切下去、锯断骨头、止血棉压在皮肤上、扎紧血管、缝合表皮、地上鲜血淋漓的残肢。

在 19 世纪上半叶，手术是一种急救措施，比如截肢以防止坏疽、脓疮引流、切开膀胱以摘除令人痛不欲生的结石（这是仅有的几种比手术本身还要痛苦的疾病）。医生在手术过程中根本无法仔细查看，因为病人由于太痛苦一直在扭动、痉挛。手术的最佳策略就是速战速决，速度越快，病人承受的痛苦越少。

19世纪早期，医生做手术时会有人在外面计时。比如苏格兰的外科医生罗伯特·利斯顿（Robert Liston）在伦敦的一家医院工作，他就以速度快而闻名，有一次在做腿部截肢手术时，他把病人的睾丸也一起切掉了。另一次截肢手术中，他没有误切睾丸，却切掉了年轻助手的两根手指。那位病人和助手最终都死于坏疽，另一位旁观手术的人由于受到过度惊吓而死亡，当时利斯顿明晃晃的手术刀划破了他的外套，他以为自己被医生刺中了。在无麻醉手术时代，手术就是如此危险。

为了减轻手术的痛苦，医生尝试了很多种可能的麻醉剂，包括酒精、印度大麻制剂和鸦片，但效果都不理想。虽然这些制剂的确能使人意识模糊，但却无法抑制手术刀割开深层肌肉所带来的痛感。物理方法效果也不是很好，比如将四肢放到冰里或是用止血带扎紧以让四肢变得麻木。有些大胆的医生甚至提出勒病人的脖子或击打他们的后脑勺，以便让他们失去意识，当然大部分医生并不赞同这种方式。19世纪的外科医生已经习惯了这种场面，在他们眼里，手术就是一个充斥着血腥、翻滚和尖叫的过程，而且必须速战速决。这也许就是为什么让手术不再痛苦的方法并不是外科医生提出的，而是由波士顿的一位牙医威廉·莫顿

（William Morton）提出的。

1843 年，24 岁的莫顿与伊丽莎白·惠特曼（Elizabeth Whitman）结婚，惠特曼是前国会议员的侄女，家世显赫，父母看不上莫顿的职业。当时牙医的地位跟理发师差不多，莫顿同意放弃牙医工作，改学地位更高的医学专业，惠特曼父母才最终同意两人的婚事。

1844 年秋，莫顿进入哈佛医学院，选修了查尔斯·杰克逊（Charles Jackson）的化学课程。杰克逊了解乙醚的药理学特性，包括其麻醉的功效，虽然他是一位聪明上进的医生，但显然也从未考虑过将乙醚用于手术。莫顿在杰克逊的一次讲座中，了解了乙醚，他非常感兴趣，于是他回家在宠物狗身上做了实验并写道：

> 1846 年春天，我用水猎犬做了实验，把它的头摁到了底部装有乙醚的罐子里，吸入乙醚蒸汽后，水猎犬失去了意识。然后我把罐子拿走，大约三分钟后，水猎犬苏醒了，大声叫唤，一跃而起跑进了 10 英尺①开外的水塘里。

莫顿还用母鸡和金鱼做了实验，得到了相同的效果。看到这些成功案例后，莫顿在自己身上做了实验，吸入乙醚蒸汽后，他自己也晕了过去，醒来后并没有明显的不适。莫顿觉得是时候可以将乙醚用在病人身上了。莫顿在波士顿的办公室里做了世界上第一例无痛拔牙手术，帮心怀感激的商人埃本·弗罗斯特（Eben

---

① 1 英尺 ≈0.3 米。——编者注

Frost）拔掉了一颗蛀牙。

临近傍晚，一个男人走进了诊所，牙疼得厉害，希望拔掉疼的牙。他很害怕手术，询问是否能被催眠后再进行手术。我告诉他，我有更好的办法，我把浸了乙醚的手帕让病人吸入，他几乎立刻就失去了意识。天已经黑了，海登在一旁拿着灯，我把那颗根基牢固的双尖牙给拔了出来。手术过程中，病人的脉搏基本没有变化，肌肉也没有放松。一分钟后，他醒了过来，完全不知道刚刚发生了什么。

1846 年 10 月 1 日，《波士顿日报》（*Boston Daily*）刊登了莫顿奇特的手术过程。哈佛医学院的外科医生亨利·比奇洛（Henry Bigelow）看了这篇报道后非常感兴趣，他说服了麻省综合医院负有盛名的外科主任进行一场公开测试，测试莫顿的手术麻醉过程是否真的有效。在 19 世纪进行这样一场测试无异于今天参加《美国偶像》真人秀。麻省综合医院是当时美国最好的医院之一，而 68 岁的外科主任约翰·柯林斯·华伦（John Collins Warren）在全美享有很高的声望，是《新英格兰医学期刊》的创刊人之一，曾经是哈佛医学院院长，而且华伦的父亲是哈佛医学院的创始人之一。

莫顿知道参加这场测试的风险非常大。如果只是吹牛说自己在一间名不见经传的牙医诊所里使用了乙醚，没有人会特别在意，毕竟没有多少人关注地位低下的牙医行业。但要在全国著名的大医院手术室里测试乙醚的功效就完全是另一回事了。1846 年 10 月 16 日，50 多位对乙醚抱有质疑的人聚集在麻省综合医院的手术室外，包括几位美国著名的外科医生，有些是纯粹对乙醚很好奇，不过大部分都幸灾乐祸地等着莫顿的谎言被戳穿。

这场手术的病人是爱德华·吉尔伯特·阿伯特（Edward Gilbert Abbott），他的颈部长了一个巨大的肿瘤，无麻醉切除肿瘤是一个异常悲惨和痛苦的过程，需要两位身强体壮的护理人员站在两边，随时准备摁住挣扎乱动的病人。这一次会有所不同吗？

在 50 多位观众的注视下，病人被推进了手术室，华伦在一边等着。已经过了原本约定的手术开始时间，但莫顿却没现身。华伦对着观众说道，"莫顿没有来，我猜他可能有别的事"。病人听了不禁咬紧了牙关，外科医生拿起手术刀准备开始。

突然，莫顿冲进了手术室，为自己的姗姗来迟给出了很好的理由。之前从未有人在手术过程中使用过乙醚，因此医院没有可以让病人在可控状态下吸入乙醚的装置。莫顿之前正在忙着做装置：一个圆底烧瓶，底部放有浸了乙醚的海绵。烧瓶上有两个黄铜装置连接的接口，通过一个灵巧的翻板控制，使得空气从一个接口进入，通过乙醚浸湿的海绵后，从另一个接口让病人吸入。

华伦退后一步对莫顿说道："你的病人已经准备好了。"在一群幸灾乐祸的观众的默默注视下，莫顿用他发明的新装置让病人吸入乙醚。病人深吸了几口，慢慢闭上了眼睛。莫顿回头对华伦说："你的病人已经准备好了。"

手术正式开始。手术刀划破病人的脖子时，病人没有反应，但胸口有规律的起伏证明他还活着，依然在呼吸。观众充满敬畏地注视着这一切。如今，我们早已将麻醉剂视为理所当然，但可以想象麻醉剂对当时的医生来说是多么神奇的东西，一定有某种魔力，才能让病人完全失去意识，但是身体功能却完全不受影响。麻醉剂对于医学的意义不亚于火药的发明对于战争的意义或动力飞行对于交通运输行业的意义。手术结束后，华伦转向观众说道："各位，乙醚不是一场骗局。"

乙醚很快成为每一次大手术的必备药品，对乙醚的需求量急剧上升，但却供不应求。生产乙醚的过程并不简单，需要先进的化学技术，远远超出了药剂师的能力范围。

自古以来，人们都会去药房买药，但药房通常是当地很小的个人店铺。一直到 17 世纪，欧洲的药房才正式成为专业化的经营机构。在伦敦，药剂师协会（Worshipful Society of Apothecaries）在 1617 年被詹姆斯一世授予皇家特许经营权，专营各种药物的配置。药房也出售香料、香水、蜂蜜、染料、硝石（药物和火药的一种原料）、樟脑、安息香树脂（用作焚香、调味料和药品的一种树脂）、乳香、刺山柑花蕾和糖浆，另一些出售的物品看上去更适合巫师而不是医生：雄鹿的心脏、蛙卵、小龙虾的眼睛、公牛的阴茎、毒蛇肉、燕窝以及狐狸油。在《罗密欧与朱丽叶》中，莎士比亚描绘了中世纪一家意大利药房的情况：

他那寒碜的铺子里挂着一只乌龟，

一头剥制的鳄鱼，几张兽皮，

还有几张形状丑陋的鱼皮；

架子上稀疏地放着几只空匣子。

　　到了 17 世纪，药房逐渐开始专注于生产药品，药剂师需要经过漫长的培训实习才能成为认证药剂师。培训实习期长达七年，学徒经常需要去野外采集植物标本，以熟悉各种药用植物的特性。要成为学徒，必须懂拉丁语，因为拉丁语是药理学领域的国际通用语言。在英格兰，学徒还必须向药剂师协会证明自己"懂得如何挑选药材，如何准备、分发、处理、混合药材"。但在药剂师的培训课程中却没有化学这一门迅速崛起的学科。

　　到了莫顿的时代，美国药房都是一些小型零售商店，主要服务当地社区。药剂师根据自己对配方的解读来配置药物，很多配方依然来自 300 多年前科尔都斯写的那本药典。因此，你在纽约药房买到的鸦片制剂与在南加州买到的鸦片可能配方完全不同。除了基本药品的配方各不相同外，乙醚还特别难合成，需要具备复杂的有机化学知识和化学提纯技术，大部分药剂师并没有掌握这些知识。因此，外科医生宁愿从化学品供应商那里购买乙醚，也不愿从药房买那些配方不可控的乙醚，而且药房还经常缺货。

　　不幸的是，外科医生很快就发现从化学品供应商那里购买的乙醚也不可靠。在不同的时间从同一家供应商那里买的两批货可能纯度完全不同。更糟糕的是，不同供应商提供的乙醚也完全不同，有一些甚至无法达到麻醉的功效。在这样的情况下，医生根本无法判断到底要让病人吸入多少剂量才合适，既能让病人不在手术过程中醒来又不至于吸入过量乙醚而致死。医生急需一个可以信赖的标准化配方。

19 世纪中叶，工业时代拉开帷幕，很多产业都需要标准化的产品。在电被发明之前，整个国家的照明都需要依赖煤油灯。标准石油公司是史上规模最大、最成功的公司之一，它是第一家将煤油标准化的公司，所以才会取得如此成就。你在加州买的一加仑标准石油公司的煤油与在纽约买的是完全一致的。洛克菲勒通过标准化石油在激烈的竞争中脱颖而出，最终垄断了整个能源市场，就是因为他能够向消费者提供品质始终如一的产品。

到 1850 年左右，人们对乙醚的需求量开始飙升，药房没有能力大规模生产医院和外科医生急需的标准化乙醚。另一位与洛克菲勒同样伟大的企业家通过将乙醚标准化催生了一个产业。

爱德华·罗宾逊·施贵宝（Edward Robinson Squibb）于 1819 年出生于特拉华州威明顿（Quaker in Wilmeington）市。1845 年，26 岁的施贵宝毕业于宾夕法尼亚州费城的杰斐逊医学院，比年后莫顿的公开手术仅早了一年。毕业后，施贵宝加入美国海军，成为一名随军医生，在大西洋和地中海舰队待了四年，他对士兵的健康状况非常担忧。他撰写文章描述了军舰上士兵吃不饱饭、经常受到体罚的状况，最重要的是军舰上分发的药品质量很差。

　　美国海军医学和外科局注意到了施贵宝的文章，外科局指示施贵宝在布鲁克林海军造船厂创建海军实验室，以生产高质量的药品。他的第一项任务就是评估各个品牌的乙醚。施贵宝请了六个月假去杰斐逊医学院进修，学习化学合成技术，以更好地理解如何生产及评估乙醚。回到海军实验室后，施贵宝测试了不同品牌的乙醚，发现纯度差别非常大。于是他下定决心要找到标准化的生产方式，并且很快就发现了技术难点所在。

　　乙醚易燃易爆，但合成乙醚的过程却需要高温和火。在早期的一次实验中，意外爆炸烧毁了施贵宝的双眼眼睑，从此，他晚上睡觉时不得不用一块黑布遮住眼睛。1854 年，这位坚持不懈的医生兼化学家取得了重大突破。他采用蒸汽盘管加热取代了明火加热，从而大大改进了乙醚的生产过程。

　　由于预算缩减，海军实验室不得不在 1857 年关闭，于是施贵宝决定创建自己的公司。他在海军实验室附近成立了美国第一家制药公司，公司取名为施贵宝（E. R. Squibb and Sons）。美国内战大大增加了对药品的需求量，施贵宝在海军积累的人脉让他顺利拿到了军队合同。公司的地理位置也极具优势，只要过一条马路就能到海军造船厂商洽谈合同，然后直接开车在同一条大街上送货。

　　内战结束后，施贵宝的生意持续繁荣。公司以生产标准化、可信赖的药品而闻名于美国，销量不断攀升。从施贵宝的商标中就能看出其始终如一的品质，施贵宝的商标从成立起就没变过，一直用到 20 世纪 80 年代被百时美（Bristol–Myers）公司收购。

商标的上方是三角形的门楣，上面写着"可靠"，下面支撑着三根柱子，分别写着"一致""纯净""高效"。

施贵宝的商业模式与如今的制药产业完全不同，他并没有研发任何新药，与其他供应商相比，只是生产出的药品更为标准化而已。如今，消费者早已认定货架上的药品肯定是标准化的，因此制药厂商不会在药品的可靠性方面相互竞争。（如果电视里播放的药品广告自豪地宣称："每一瓶泰诺都是一模一样的！"消费者看了以后肯定会感到十分诧异。）在植物时代，制药行业就像社区的剧院，每一家药房根据自己的理解和经验配置药方，服务于当地社区。施贵宝的举动无异于拍摄好莱坞大片，预算充足、有固定的套路、面向全世界销售。就这样，大型制药公司诞生了。

施贵宝开始生产乙醚的大约一个多世纪后，我进入"施贵宝"工作，开始了我的研发生涯。现在的施贵宝与当年因生产乙醚而爆炸的企业早已不可同日而语，而且施贵宝还收购了香水、糖果和其他企业，但在员工培养方面，其创始人的理念却得以保留传承至今。施贵宝自己是医生，他相信医生和生物学家应该主导新药的研发，而化学家只能起到支持作用。

我一开始并不完全赞同施贵宝的医生至上理念，直到后来我两次跳槽到其他公司。其中一家是美国氰胺，更像是一家化工企业，而非制药公司。美国氰胺成立于1907年，主要生产一种叫氰氨化钙的化肥原料，之后的发展壮大也主要集中在化工行业。日用品生产线主要生产洗涤和护理用品，比如老香料须后水、布雷克洗发水、派素清洁剂以及诱捕蟑螂的蟑螂屋。农产品线主要生产杀虫剂，化工品线则生产工业化学品。无论是哪条产品线，都遵循化工至上的原则。作为一名分子生物学家，我在施贵宝绝对属于"第一梯队"，到了美国氰胺却被贬到了"第二梯队"，这让我十分震惊。

　　20 世纪 90 年代末，我的东家突然变成了美国家用产品公司，这段经历更加让我意识到一家企业对药物研发人员的态度会产生怎样的影响。当时，美国家用产品公司收购了我所在的制药公司，家用产品公司是一家利润至上的控股企业，也就是说只要有利可图，无论什么行业的公司都会成为其收购的目标。如果铲粪每小时能赚 10 美元，而闻花香每小时能赚 9.99 美元，他们会毫不犹豫地拿起铲子。与大多数控股公司一样，家用产品公司的产品线没有任何逻辑可言，从香水、炖锅到维生素、药品，几乎什么产品都卖。所有高管都非常关注利润，因此每条产品线的任何资本支出都需要公司财务委员会审核，并得到首席执行官杰克·斯塔福德（Jack Stafford）的批准，即使 5 000 美元的小开支都不例外。

　　药物研发往往需要数十年的努力，唯利是图的企业往往会抑制药物研发的进程。当时，我的很多研发同事曾尝试用一些手段绕过公司的资本支出审批规定。药物研发人员在上报预算时通常会多报一些，以保证公司削减开支时研究还能继续进行下去。刚开始，我的策略是去找高管理论，向他们解释在医药研发行业，目光必须要放长远，不能只盯着眼前的利润。但我逐渐意识到自己无力改变公司的企业文化，这就是一家只顾眼前利益、不管长远发展的公司。在我就职的这段时间里，公司没有研发出任何有意义的药品。

在此，有必要回顾一下美国制药产业的初创历程，如今很多美国制药公司的企业文化对于高风险、低回报的药物研发项目，其实是非常不友好的。乙醚是在炼金术兴盛的时代由一位医生兼植物学家发现的，用于治疗咳嗽。三个多世纪后，也就是19世纪初期，乙醚被胡乱地用于治疗各种各样的疾病，而且绝大部分是无效的。再接着，一位想要让高傲的岳父母接受自己的牙医，决定使用乙醚给病人无痛拔牙，从而将手术室从充斥着惨叫的人间炼狱变成了安静的场所。乙醚彻底变革了手术的进程，但如果乙醚的生产非常简便，那制药产业就不会因为乙醚而发生变革。正是因为乙醚的标准化生产需要复杂的技术，制药公司才从小作坊变成了大工厂。

施贵宝的成功证明了药品是可以规模化生产的。制药工业化时代的关注重点并不在研发新药，而在于利用迅速发展的化工和生产技术为已有的药物寻找新的生产方式，以大规模生产标准化的药物。这一时期的猎药师，包括施贵宝在内，主要致力于搜寻工业生产配方，以满足市场对于标准化药品的需求。其他很多药品也开始工业化生产，包括三氯甲烷、吗啡、奎宁、麦角、球根牵牛（一种泻药）、毒参（用于治疗中风）、瓜拉那（与咖啡因类似）、古柯（可卡因的提取物）和明矾（用于止血、催吐等）。

但这一趋势即将发生改变，新一代猎药师将致力于在分子世界中寻找真理，也就是利用合成化学知识。

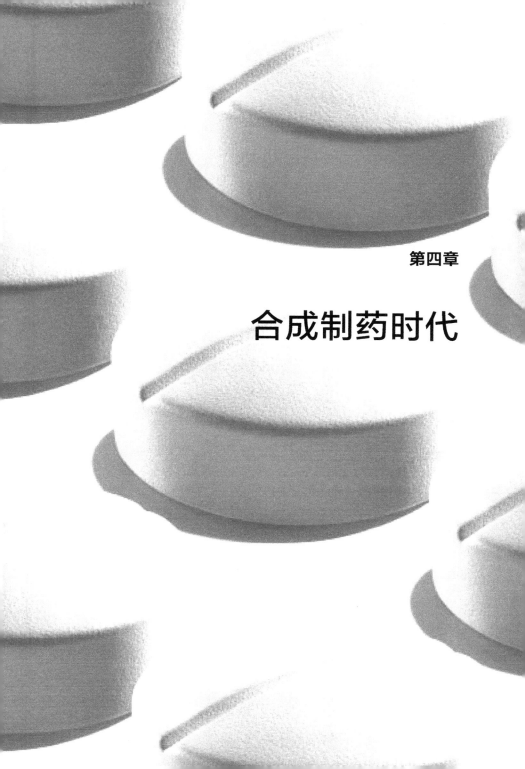

第四章

合成制药时代

外消旋混合

"该产品没有价值。"

拜耳研发团队负责人海因里希·德莱塞
（Heinrich Dreser）
1897年对阿司匹林的评价

如果今晚你去参观瑞士和德国的制药公司，你会发现规模最大、最有名望的制药公司都分布在莱茵河两岸。诺华、拜耳、默克（Merck KGaA）、罗氏（Hoffmann-La Roche）、勃林格殷格翰（Boehringer Ingelheim）、赫斯特（Hoechst）的总部都分布在莱茵河沿岸，这条河穿越德国的心脏流向北海。20 世纪 90 年代，我得知了欧洲的制药公司都集中在河的沿岸的原因。

　　当时我所在的美国氰胺公司正在和拜耳洽谈一项合作，拜耳想对美国氰胺的化学品仓库开展生物测试，也就是说氰胺将对拜耳开放其搜集的所有化学品。我去拜访时，接待人员带我参观了拜耳的档案馆，我看到了化学家奥古斯特·凯库勒（August Kekulé）的原始手稿，凯库勒是历史上最著名的化学家之一，他最知名的成就是发现了苯分子的六边形结构。开完会后，司机开车送我回郊区的宾馆。车子以 130 英里①的时速在高速路上飞驰，

———————————
① 1英里≈1609.344米。——编者注

我非常担心会出什么事故，为了转移注意力只能没话找话说，我发现汽车正沿着莱茵河行驶，于是我向司机打听为什么欧洲最知名的制药公司都分布在这条河两岸。那位司机告诉我，这与某些颜色的发明有关，比如萘酚黄、藏红花橙和甲基紫。

几千年来，人类一直用从植物和动物体内获取的染料来给布料染色。最亮眼的颜色是非常昂贵的，比如紫色（来自食肉海螺）和深红色（来自介壳虫），染了这些颜色的布料成为贵族和皇族的身份象征。到了 19 世纪初期，英国科学家约翰·道尔顿（John Dalton）提出原子学说，认为原子是不可分割的化学微粒，原子之间通过严密的数学规律互相组合在一起。原子学说为解释化学物质的组成提供了理论基础，也加快了化学学科的飞速发展。道尔顿提出该理论之后，科学家意识到每一种化合物都是由一系列特定分子组成的。

在这一理论的帮助下，药物研发人员终于能够分析出许多古老配方的构成，能够测算出每个配方的精确纯度。在化学学科发展以前，花草树木的具体成分都是深不可测、无法鉴别的，很多科学家甚至认为有一种神秘的生命活力，赋予每种植物不同的灵魂。过去也无法解释为什么有些花有毒，有些花却对人类健康有益。尽管药剂师掌握了多种从植物中提取药物的方法，但他们往往并不知道究竟哪些才是有效成分。一旦有了原子学说，化学家终于能够确定药物的精确分子组成以及哪些分子才是有效成分。不久，化学对于药物研发的贡献又进了一步。

19 世纪 30 年代，化学学科的新分支——合成化学诞生了，合成化学能将单一的化学元素组合成复杂的化合物，就如同把两块积木拼接到一起。首先利用合成化学技术获得巨大利润的是染色行业。

1856 年，英国少年威廉·亨利·普尔金（William Henry Perkin）正在他的小公寓里测试新兴的合成化学技术，他的举动就跟现在的高中生利用工具包在家做简单的化学实验一样。在尝试合成奎宁时，他意外地发现实验生成的产物之一是亮紫色的。他把这种之前从未见过的颜色称为苯胺紫（ani line purple），法国人最终将其命名为木槿紫。这是世界上第一种合成染料，在几年时间里，木槿紫的诞生开创了合成染料行业。

人们再也不用依靠植物或动物来生产昂贵的天然染料，在实验室里就能制造出化学合成染料。染料公司很快便发现，只要稍微改变一下某种颜色的化学配方，马上就能得到另一种颜色，如此一来便能轻松获得不计其数的颜色。在红色染料里加入一些原子就能变出靛蓝、深红或紫色。工厂能够大规模、高效地生产合成染料，因此其成本远低于传统的植物染料。合成染料也变革了时尚界的风潮。史上第一次，中产阶级甚至穷人也能买得起颜色亮丽的衣服，每个人看上去都像贵族。

尽管合成染料是由普尔金在伦敦首次发现的，但 19 世纪的德国资本主义文化盛行，而且科研团队也非常强大，在化学领域拥有多家世界一流的研究机构。因此，染料行业在德国迅速崛起，德国很快成为合成染料的主要产地。（到 1913 年，德国出口的染料达到 13.5 万吨，而英国的出口量只有 5 000 吨。）现在，让我们回到莱茵河。大部分的德国染料工厂都分布在莱茵河两岸，因为那里交通便利，方便运输原材料，也方便将成品通过北海运往中欧、北欧和世界各地。

莱茵河两岸的染料公司不仅在合成染料领域一枝独秀，而且在合成化学领域的先进技术也无可匹敌。其中，最成功的公司之一当属拜耳。19 世纪 80 年代，拜耳除向布料生产商销售几百种染料外，还希望利用合成化学技术生产其他产品。其中一位高管：卡尔·杜伊斯堡（Carl Duisberg）将目光投向了制药行业。

杜伊斯堡拥有化学博士学位，于 1883 年加入拜耳。在慕尼黑服役时，他曾在德国著名化学家阿道夫·冯·拜尔（Adolf von Baeyer）的实验室工作过。拜尔在 1905 年因合成靛蓝而获得诺贝尔化学奖（拜尔和拜耳公司的创始人没有关系）。拜耳的管理委员会主席希望找一位富有才华的年轻化学家，能用合成化学技术创造发明出新的产品，从而给拜耳带来新的利润，最终，主席找到了杜伊斯堡。1888 年，杜伊斯堡创建了拜耳制药研究小组，旨在研发新药。

几个世纪以来，无论是医生兼植物学家、医生兼炼金术师还是药品的工业化生产，药物研发人员都默认药物只能被"发现"，就如同金矿或是温泉，而不可能像蒸汽机或打字机那样通过人类的智慧去"发明"。针对某种特定疾病而"发明创造"药品是人类观念上的重大转变，推动这一转变的就是合成化学学科的兴起。

当时，所有工业化制药厂（包括施贵宝）都致力于利用化学技术高效地生产已知药物。但杜伊斯堡的目标不仅是要改进现有药物的生产方式，他还想创造新药。合成染料行业的基本模式是以某些已知分子为基础，稍稍改变其化学构成，就能得到一种更漂亮的新颜色。杜伊斯堡不禁联想到，为什么不能通过稍稍改变已知药物的化学成分，从而得到一种效果更好的药物呢？拜耳的第一个实验对象是一种常见药——水杨酸（salicylic acid）。

水杨酸盐几千年来一直被用于退烧、止痛和消炎[1]，与当时绝大部分药物一样，水杨酸盐也是从植物中提取的。水杨酸盐提取自维管植物（比如柳树），维管植物内有导流系统，就类似于动物体内的循环系统（讽刺的是，柳树的提取物能够退烧似乎验证了中世纪的一种常见疗法，即顺势疗法。根据顺势疗法的观点，要治愈某种疾病就必须找到疾病的源头。比如沼泽地很容易让人发烧，柳树就生长在沼泽地带，因此柳树的提取物能够退烧在18世纪的药剂师看来合情合理）。在1838年前，没人知道柳树的提取物中究竟哪种成分才是退烧的关键，直到意大利化学家拉菲尔·皮瑞阿（Raffaele Piria）在1838年找到一种方法，能从柳树中提取更为有效的成分，他将该成分称为"水杨酸盐"，水杨酸在拉丁语中是"柳树"的意思。另一位化学家很快发现，从另一种维管植物绣线菊中提取出的有效成分也是水杨酸盐。

医生越来越意识到水杨酸盐的药用价值，于是也在不断改进其用量。到了 19 世纪中叶，水杨酸盐已经成为每位医生急救包里的必备标配药品。然而水杨酸盐的副作用较大，会引起胃部不适、耳鸣和恶心。如果杜伊斯堡能够找到一种方法，既保留水杨酸盐的抗炎特性又能降低其副作用，拜耳一定能获得巨大的利润。杜伊斯堡希望只要稍稍改变水杨酸盐的化学构成就能达成目标。

即使在当时，拜耳研发团队的人员配置与如今的大型制药公司也差不多，团队分成化学组和药学组。化学组由化学家组成，负责合成化合物；药学组由生物学家组成，负责在动物身上试验新合成的化合物，动物试验获得成功后，再在人体进行试验。杜伊斯堡找了两位副手来推动这项工作，亚瑟·艾兴格林（Arthur Eichengrün）负责化学组，海因里希·德莱塞（Heinrich Dreser）负责生物组。

总体而言，从植物中提取的天然有机化合物是非常复杂的，很难在实验室中进行改良。幸运的是，水杨酸的分子恰好异常简单，比大多数植物化合物好操控。19 世纪 80 年代中期，艾兴格林对乙酰基产生了兴趣，乙酰基是包含两个碳原子的小分子，可以与大部分植物化合物结合，包括水杨酸。1897 年 8 月，艾兴格林让自己的手下菲力克斯·霍夫曼（Felix Hoffman）将乙酰基加到两种植物提取物中，分别是吗啡和水杨酸。霍夫曼照办后，得到两种合成化合物，分别是二醋吗啡和阿司匹林。

这两种合成化合物被送到首席药理学专家德莱塞（Dreser）处进行动物和人体测试。两种合成化合物都通过了动物测试，但德莱塞担心预算不够，无法同时对两种化合物进行下一步测试，只能二选一，但应该选哪个呢？

我的第一任老板曾告诉我，在药物研发领域，最艰难、最重要的抉择就是——全力以赴还是索性放弃，究竟是孤注一掷继续投入资源，还是及时止损、寻找下一个目标。在做抉择时，科学家往往无法获得足够的信息，因此该放弃而没放弃的情况很常见，这也解释了为什么 50%~75% 的临床试验都以失败而告终。

另一方面，不该放弃却放弃了的情况更常见。我在施贵宝工作时，想改进一种高效但有毒的抗生素，我觉得这个项目成功的希望很大，但管理团队否决了我的提议，项目还没开始临床试验就夭折了。我们的竞争对手礼来制药（Lilly）也在研究类似的抗生素，但是礼来做出了与施贵宝完全不同的选择：继续进行研究。最终礼来研发的抗生素获得了美国食品药品监督管理局的批准，每年能产生 10 亿美元的收入 [2]。

再回到德莱塞的故事。对于二醋吗啡和阿司匹林，他决定要放弃其中一个，他更倾向于放弃阿司匹林，因为水杨酸盐会对心脏产生副作用，他担心即使经过改良后依然会有这个问题。他觉得二醋吗啡的前景更好，因此把赌注下在了二醋吗啡上，并将其重新命名为"海洛因"。

但拜尔公司的首席化学家艾兴格林（Eichengrün）看法完全不同，他觉得如果必须要二选一，应该继续研究阿司匹林，因为水杨酸能用于退烧、止痛，应用十分广泛，但他没法保证改良后的水杨酸不会产生副作用。要证明阿司匹林的药效和安全性，就必须要进行人体试验，这正是德莱塞试图阻止的事。艾兴格林知道必须要向两人共同的老板杜伊斯堡汇报，让他来做决断，但艾兴格林也知道杜伊斯堡非常尊重德莱塞，而且在以团队为导向的德国企业里，杜伊斯堡不太会否决德莱塞的决定，因为德莱塞是他亲自任命的生物团队负责人。即使到了今天，德国制药公司依然很重视团队的作用，不喜欢我行我素、特立独行的人。艾兴格林不得不服从企业的决定，但他依然认为阿司匹林的商业前景非常好，因此他做了很多药物研发人员都曾经做过的事——背着管理团队偷偷研究。

艾兴格林在柏林找了一位同事菲力克斯·戈德曼（Felix Goldmann）帮忙，让他在首都偷偷地进行阿司匹林的人体试验。人体试验当时刚刚兴起，根本没有"知情同意"的道德观念，更别说实施了。柏林的医生（和牙医）不用履行任何手续，就把戈德曼给他们的不明化合物开给病人服用。一位牙医把药开给了牙疼的病人，几分钟后，"病人跳起来说牙一点也不疼了"。当时并不存在快速消炎药，因此艾兴格林和那位牙医都将病人的快速好转视为奇迹。在其他病人身上的试验效果也不错：病人都表示这种药能止痛、退烧、消炎，而且不会引起肠胃不适，也没有其他明显的副作用。

艾兴格林将这些偷偷得来的试验结果报告给德莱塞，德莱塞却不置可否。看了艾兴格林的临床报告后，德莱塞写道："不过是瞎吹牛罢了，这种药毫无价值。"德塞尔坚信海洛因才是公司的未来。杜伊斯堡最终介入了两位副手的纷争，他看了艾兴格林在柏林获得的临床数据，推翻了德莱塞的判断，在开展海洛因临床试验的同时，批准大规模进行阿司匹林的临床试验。

两种合成药都顺利通过了人体测试，拜耳准备正式发售这两种药。1899 年，拜耳给阿司匹林起了一个通俗的名字：阿司匹林（Aspirin），字母"a"取自乙酰基的首字母，"spir"是拉丁语中绣线菊的意思，后缀"in"则是为了在欧洲语言中发音方便而加上去的。拜耳还弄清楚了阿司匹林的通用术语名称，极其拗口的水杨酸单乙酸酯。

然而拜耳却遭遇了意想不到的打击，由于其他研发人员之前也进行过水杨酸盐的合成，拜耳在德国的专利申请被拒绝了。正如同罗伯特·塔尔博尔在 17 世纪宣称自己有秘方从而打败其他金鸡纳销售商，拜耳之所以给仿制药起那么拗口的名字，就是想让医生多开拜耳的原研药，而不要开仿制药，医生肯定不愿意对患者说："服两片水杨酸单乙酸酯，早上再给我打电话。"

尽管拜耳在德国没有获得专利（拜耳在美国获得了专利），市场营销力度却很大，阿司匹林很快成为合成化学时代第一种一鸣惊人的药。阿司匹林与天然提取的水杨酸类药物效果类似，但副作用明显减少。1918 年西班牙爆发流感时，阿司匹林成为标配的治疗药物，使之在全球进一步声名鹊起。1917 年拜耳在美国的专利到期后，仿制药如雨后春笋般涌向市场，但只要去当地便利店或沃尔格林连锁药房看一看就会知道，拜耳的阿司匹林销量依然很好，是为数不多的几种诞生于 19 世纪却成为 20 世纪常用药之一的药物。

如今，每年阿司匹林的销量高达 7 000 万磅[①]，相当于一艘小型航母的重量。随着其他非处方类止痛药的出现，特别是泰诺和布洛芬的出现，阿司匹林的用量在逐渐降低，但阿司匹林依然是独一无二的，因为它能稀释血液降低血小板的凝聚，因此阿司匹林作为治疗心脏病的药销量依然很好。

今天，如果你去翻看任何一本教科书或医学史书，几乎都不会提到艾兴格林这个名字，尽管是由他一手推动拜耳研发出了阿司匹林。几乎所有的书都会把艾兴格林的手下员工菲力克斯·霍夫曼作为阿司匹林的发明人，根据这些书的说法，霍夫曼的父亲为了治疗风湿病而服用水杨酸钠，但副作用很大，为了帮助父亲减轻痛苦，霍夫曼才发明了阿司匹林。事实上，霍夫曼扮演的角色无足轻重，只是遵照艾兴格林的指令将乙酰基加到水杨酸分子上，他甚至都不知道为什么要合成这种化合物。为什么教科书的描述与事实有如此大的差别呢？这得怪纳粹。

直到 20 世纪 30 年代，拜耳才公开了阿司匹林的研发过程，之所以迟迟不公开，主要是因为生物组负责人德莱塞从中作梗。他一直不肯原谅艾兴格林背着他偷偷测试阿司匹林，所以向公众

---

① 1 磅 ≈0.45 千克。——编者注

营销阿司匹林时，德莱塞故意绝口不提艾兴格林这个名字。在阿司匹林诞生将近 50 年后，拜耳终于向公众公开了研发过程，当时该药已成为治疗头痛的瑰宝。然而不幸的是，纳粹掌权，即使是瑰宝也得服从雅利安人的旨意。

当时艾兴格林已经成为知名实业家，拥有自己的化工厂，但他是犹太人，被拘禁在特莱西恩施塔特的集中营里，直到被苏联军队解救。拜耳公布的官方故事刻意忽略了一个犹太人在研发阿司匹林的过程中所发挥的作用，把功劳都归给了霍夫曼，因为霍夫曼是雅利安人。在纳粹时代，慕尼黑博物馆化学展区名人堂内展示了阿司匹林白色晶体，旁边写着："阿司匹林：发明人德莱塞和霍夫曼。"

"二战"后，已经 80 多岁的艾兴格林发表了几篇文章讲述真实的历史，并提供了原始文件作为佐证。霍夫曼从未在公众场合邀功，也没有驳斥艾兴格林的说法，然而纳粹时代的故事在化学史上已经根深蒂固，艾兴格林试图纠正历史错误的努力并没有取得成效。

事实上，公众对药物研发的认知往往与事实有很大的差距，就如同阿司匹林的故事。在被篡改的故事中，霍夫曼为了减轻自己父亲的病痛发明了阿司匹林，这项发明立刻得到了拜耳的认可，拜耳立刻将这种新药推向市场。事实上，一位心术不正的中层管理人员更看好海洛因的商业前景，他不惜一切代价试图终止阿司匹林项目。阿司匹林的真正发明人不得不偷偷进行人体测试以获取必要的数据，来说服高管批准他的项目（虽然按今天的标准看，这是非常不道德的行为）。阿司匹林的诞生事实上算不上是一项新发明，因为其他化学家已经合成过类似药物。尽管竞争对手众多，拜耳仍然凭借出众的营销能力获得了不菲的收入，然后为了迎合20世纪初反犹太人的纳粹文化而编造了一个故事。

阿司匹林是史上销量最好的原研药，这就是阿司匹林背后的真实故事，该药也开启了药物研发的新时代——分子和合成化学时代。

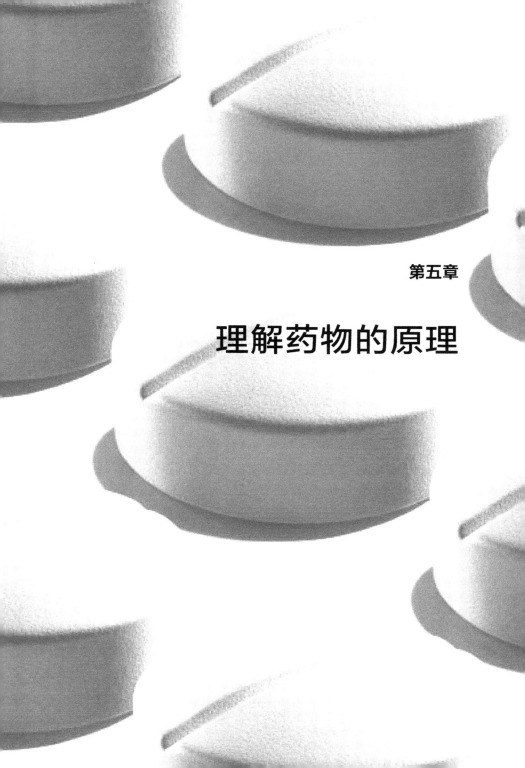

第五章

理解药物的原理

"一种物质除非与其他物质存在联系，
否则是无效的。"

**保罗·埃尔利希
（Paul Ehrlich）
1914 年**

15 世纪末，一种流行病席卷欧洲。最初的症状是皮肤上起红疹子，而且往往是从生殖器开始，不久以后就会蔓延到胸部、背部、手臂和大腿。然后就会出现发烧、头痛、咽喉痛的症状。患者体重急剧下降，还会掉头发。症状如此持续恶化几周后，又会突然减轻。难道是身体战胜了疾病？并不是，好转只是假象而已。

　　这并不是风暴的结束，只是处在了飓风眼，所以暂时平静而已。过不了多久，所有症状又会卷土重来，皮肤上会长出无数红色畸形瘤，患者看上去就像是魔鬼。最终，疾病会蔓延到心脏、神经系统和大脑，造成痴呆。可能是几年后，也可能是几十年后，病人最终因走向死亡而得到解脱。

　　1494 年，这种疾病在围困那不勒斯的法国军队中爆发，这是有记载的第一次大规模爆发。意大利人把这种疾病称为"法国病"，法国人则叫它"意大利病"。今天的名称是梅毒。梅毒很容易与别的疾病混淆（梅毒经常被称为"伟大的模仿者"），对于其最初的起源依然没有定论。一种理论认为，哥伦布和其他欧洲早期探险家把天花带给美洲原住民的同时，也把梅毒带回了欧洲。哥伦布首次探险回来后不久，意大利就爆发了第一次梅毒。不过可以确定的是，梅毒从 16 世纪到 20 世纪初一直是欧洲最可怕、传染性最强的疾病之一。

西班牙医生鲁伊·迪亚兹（Ruy Diaz de Tsla）在 1539 年写道，大约有 100 多万欧洲人感染了这种可怕的疾病，各种治疗方法的效果都不尽如人意，比如愈创树脂（无效）、野生三色堇（无效）和水银，水银算是效果最好的，能杀死梅毒病原体，从而减轻症状。但不幸的是，水银对人体也是有毒的。但水银是唯一有效的药物，病人不得不服用，当时流行一种说法："一夜风流情，一生伴水银。"

梅毒席卷欧洲时，没人知道应该如何治疗，因为没有人知道梅毒的病因，事实上任何疾病的成因在当时都是未知的。19 世纪中期，出现了几种关于常见疾病（包括伤寒、霍乱、黑死病和梅毒）起源的假说，最流行的是瘴气理论。瘴气理论认为疾病是由有毒有害的空气引起的，毒气来自有机物的分解。疾病并非来源于人体本身，而是源自某个地方，这个地方会产生有传染性的有毒雾气，通过闻味道就可以分辨出来。医院是干净的地方，没有瘴气，因此住院的病人不会受到瘴气的感染。

1847 年，在维也纳医院工作的匈牙利产科医生伊格兹·塞麦尔维斯（Ignaz Semmelweis）对瘴气理论提出质疑。他经常治疗患了产褥热的产妇，产褥热很容易发展成产后脓毒病，也就是血液感染，可能会导致死亡。如今我们知道，产褥热是产妇在生孩子的过程中被细菌感染所导致的，但在 19 世纪医生却并不清楚为什么产褥热的发病率那么高。

塞麦尔维斯很疑惑为什么那么多产妇会患上产褥热，他发现在医院由医生和医学院学生协助生产的产妇死亡率高，而在家由产婆助产的产妇死亡率很低。这是一个无法解释的谜团，但塞麦尔维斯给出了一个大胆的解释。

他注意到医生和医学院学生在解剖过尸体后就直接进入了产科病房，他猜测医生在处理尸体的过程中可能接触到了传染源，将产褥热传给了产妇。为了验证这一大胆的污染理论，塞麦尔维斯命令医生先用石灰洗手后再对产妇进行检查，医生不允许再用接触过尸体的手去触碰产妇的私处。试验很成功，产妇死亡率从 18% 降到了 2%。

塞麦尔维斯的卫生理论似乎驳斥了瘴气理论，对疾病来源提出了新的看法。不幸的是，维也纳医学界拒绝接受该理论。1861 年，塞麦尔维斯出版了名为《产褥热的病因学、概念和预防》的书以捍卫自己的观点。但几乎没人关注这本书，更知名的医生甚至认为塞麦尔维斯不过是位庸医。

塞麦尔维斯的遭遇让我想起在长岛参加的某次知名生物学术会议。会议探讨的主题是 DNA，一位年轻的博士后发表演讲，他谈到了人类 DNA 线性长链（长达 10 英尺，尽管只有 2 纳米宽）

可以被压缩到细胞核内。年轻人缺乏自信，演讲技巧也不是很好，但根据现在的研究，他的观点基本上都是正确的。

他讲到一半时，弗朗西斯·克里克（Francis Crick）突然走上演讲台，克里克是 DNA 结构的发现者之一，也是世界上知名的生物学家之一。克里克径直走到演讲台前，与那位博士后面对面站着，两人的鼻子几乎都要贴到一起了。尽管对这位生物界传奇人物的举动感到非常惊讶，年轻人还是加快语速结束了演讲。他一讲完，克里克就开口了。

"你讲完了？"

年轻人点点头。克里克转过身面向观众宣布："我不认识在座的其他人，但我再也不想听到这种业余的观点了，简直令人难以忍受。"我猜塞麦尔维斯当时所承受的羞辱应该和那位年轻博士后差不多。

同事都拒绝接受塞麦尔维斯的观点，让他十分沮丧，他指控产科医生都是完全不顾虑他人生命的谋杀犯。同事对此指控置若罔闻，继续用解剖过尸体的手来给产妇接生。塞麦尔维斯开始酗酒，不久以后就成了医院和家庭的拖累。1865 年，他被关进了精神病院，他几次试图逃跑但都没有成功，反而被看守暴打，两周后他因身体受伤而去世了。塞麦尔维斯发现了细菌引起感染这个事实，但他的一生却是如此悲剧。

几个世纪以来，很多人都提出过类似理论，但直到 19 世纪60 年代，法国著名生物学家路易·巴斯德（Louis Pasteur）才用确凿的证据证明了传染性病原体的存在。巴斯德用实验驳斥了瘴气理论和自然发生理论，自然发生理论认为生物体可以起源于非生命物质，也就是说你的手机屏幕里可能会突然钻出小生物，19世纪的生物学家对自然发生理论深信不疑。

巴斯德证明新生命的产生需要借助空气中的某些特殊微粒，这些特殊微粒本身是有生命的，而疾病是由肉眼看不见的微生物引起的。早在17世纪科学家就发现了微生物的存在，但直到19世纪，医学界仍然无法想象为什么如此小的生物居然会导致人类生病甚至死亡。

巴斯德证明了微生物就是导致人类生病的罪魁祸首后，很多人都想看一看微生物的结构，但是细菌和真菌细胞是半透明的（更别提动植物细胞了），把细胞放在显微镜下根本看不到它清晰的轮廓，因为对比不明显，无法把细胞从它的背景里区别出来。

19世纪中期合成染料的发明为此提供了解决方案。染料生产商就如同19世纪的航空航天业，在自身产业发展的同时，催生了一系列有用的副产品。微生物学家开始尝试使用现成的染料来帮助观察细胞，其中一位是德国科学家保罗·埃尔利希（Paul Ehrlich）。

埃尔利希的表兄卡尔·魏格特（Karl Weigert）是著名细胞生物学家和组织学家（研究活体组织的结构）。1874年到1898年间，魏格特发表了一系列论文阐释如何给细菌染色。（如今科学家依然在使用魏格特的染色法观察神经元。）魏格特的研究成果促使染料观察法迅速推广，大家纷纷使用"苯胺染料"来研究动物细胞和微生物。这种染料基于苯胺分子，闻上去像是腐烂的鱼的味道。

埃尔利希追随表兄的脚步，在莱比锡城医学院用苯胺染料给动物组织染色。他在 1878 年获得医学学位，但在教授们眼里，他绝不是一个前途光明的好学生，他对染色的执着让他无暇学习更有用的技能。其中一位教授将埃尔利希介绍给了著名医生罗伯特·科赫（Robert Koch），科赫被誉为细菌学之父，为传染病领域的研究做出了杰出贡献。在向科赫介绍埃尔利希时，教授说，"这位是埃尔利希，他对染色很在行，但他从来都通不过考试。"事实上，在其职业生涯早期，并无迹象表明埃尔利希会走上药物研发的道路，更不用说在药物研发史上留下浓墨重彩的一笔了。

一开始埃尔利希发现，有些染料能对特定细胞的某一部分进行染色（比如植物细胞的细胞壁和叶绿体），但却无法对其他细胞进行染色（比如动物细胞），也就是说，每种染料似乎都有其特定的生物目标。一天他突然产生了一个惊人的想法：如果某种染料的生物目标是某类病原体，而这种染料恰好对病原体有毒性，如此一来就能在不伤害宿主的情况下杀死病原体。埃尔利希将这种专门针对病原体的染料称为"有魔力的子弹"。

1891 年，埃尔利希开始研究专门针对疟疾寄生虫的染料。测试了几十种染料后，他发现一种叫亚甲蓝的染料能对寄生虫染色，但无法对人体组织染色。更令人振奋的是，这种染料对疟疾病原体有毒性。埃尔利希在几位疟疾患者身上进行测试，治愈了其中两人。世界上第一种完全经由人类设计的药物事实上是一种深蓝色的染料。

埃尔利希承认奎宁治疗疟疾的效果更好，但他的实验证明了"有魔力的子弹"不仅仅是理论，而且在实践中也是可行的，只需要找到合适的染料。埃尔利希获得了柏林传染病研究所的一个职位，并在那里组建了药物研究实验室，实验室里有一位有机化学家专门负责研发候选药物（即新的合成染料），一位微生物学家专门负责测试候选药物对病原体是否有效（埃尔利希自己承担这项任务），一位动物生物学家在动物身上测试候选药物，如果成功的话再在人体进行测试。

埃尔利希组建的三人团队研究了几百种合成染料对致病性原虫的染色情况和毒性，致病性原虫是有传染性的单细胞微生物，比起细菌，其结构与哺乳动物细胞更为接近。虽然他们发现好几种染料都会有选择性地对原虫进行染色，但都无法抑制原虫的活性，直到他们无意中发现了锥虫红。该染料对老鼠体内一种叫马锥虫的寄生虫进行了染色，并且杀死了这种寄生虫。然而埃尔利希最初的兴奋并没有维持多久，因为马锥虫病原体很快就对染料锥虫红产生了抗药性。

经历了一系列失败后，埃尔利希意识到他可能需要改进自己的"有魔力的子弹"理论，要找到一种染料既能针对某个病原体染色，又能杀死该病原体是非常困难的。不如将合成染料当作弹头，将能杀死病原体的已知毒素加载在弹头上。即使有些毒素本身对人体是有害的，将毒素加载到专门针对某种病原体的染料上之后，就变成了精确制导的弹道导弹，能直接攻击病原体。

埃尔利希将砒霜作为毒素进行了新一轮的研发和测试。一位名叫安托万·贝尚（Antoine Béchamp）的法国科学家之前已经证明可以将砒霜分子加载到染料分子上，从而合成一种叫氨基苯胂酸钠的新化合物。氨基苯胂酸钠对人体致毒性很强，埃尔利希想要研发出一种对人体本身无害，却能杀死病原体的氨基苯胂酸钠变体。埃尔利希知道，氨基苯胂酸钠能对克氏锥虫进行染色，因此第一轮实验选择了这种会造成神经系统疾病的寄生虫。他的团队研发出了几百种氨基苯胂酸钠的变体，在感染了该寄生虫的老鼠身上进行试验，但这种合成弹头要么无法杀死寄生虫，要么把宿主也一起杀死了。

埃尔利希觉得非常挫败，只能换一种疾病进行研究。1905年，一位动物学家与一位皮肤科医生合作，发现了梅毒的病原体，是一种叫作梅毒螺旋体的螺旋形细菌。埃尔利希觉得梅毒螺旋体和锥体虫有相似性，但如今我们知道，其实两者无论在结构上还是基因构成上都截然不同。在这个错误假设的驱动下，埃尔利希开始将氨基苯胂酸钠弹头用于治疗梅毒。

埃尔利希团队合成了900多种负载了砒霜的染料，并在感染了梅毒的兔子身上进行测试，但每一种化合物都失败了。1907年，正当团队打算再次改变策略时，团队中的动物生物学家突然发现有一种化合物似乎能在不杀死宿主的情况下杀死细菌。这个化合物的标号是"606"，因为它是第六测试组中的第六种化合物。1911 年，埃尔利希在《新英格兰医学期刊》上撰写了一篇试验成功的报道，并将这种药命名为"新肺凡纳明"。临床试验很快证明这种药对人体同样安全有效。一种真正有"魔力的子弹"终于诞生了。

埃尔利希与德国赫斯特化学公司合作开始批量生产肺凡纳明，这家德国公司在过去几年间给埃尔利希提供了大量染料。1910 年，肺凡纳明正式上市，商标名是洒尔佛散，宣传语是"能救命的砒霜"。

埃尔利希研发出的弹头是世界上第一种能有效治愈传染病的药物，但洒尔佛散的发明之所以是医药史乃至人类史上的重大时刻，并不仅仅是这个原因。之前从没有人用一种全新的方式来研发一种崭新的药物，结果还大获成功的。洒尔佛散并不是已有药物的仿制品，比如施贵宝研发的乙醚；也不是对已有药物进行改良，比如阿司匹林。它源自一个全新的理念：找到一种能对病原体染色的染料，再找一种能杀死病原体的毒素附着在染料上。

几乎在一夜之间，洒尔佛散声名鹊起却也臭名昭著。它能够永久地"消灭"一种疾病，而不仅仅是减轻患病的症状。然而由于梅毒是一种性病，总是与乱交、妓女这样的词汇联系在一起。606 这个数字很快就出现在无数黄色笑话中，就像今天的数字 69。很多电话交换机甚至剔除了 606 这个号码，因为总会引起性方面的联想。

《走出非洲》（*Out of Africa*）一书的作者伊萨克·迪内森（Isak Dinesen）是第一批使用洒尔佛散的人。迪内森是丹麦贵族，原名叫凯伦·冯·布利克森 - 芬纳克（Baroness Karen von Blixen-Finecke），成年后在肯尼亚经营一家咖啡种植园。据她的回忆录记载，她的丈夫是一个花花公子，喜欢拈花惹草，并最终将梅毒传染给了她。意识到自己得了这种致命却又难以启齿的疾病后，迪内森回到丹麦接受了好几个月洒尔佛散治疗。尽管医生宣布她已经治愈了，但她总是很怀疑，可能是因为之前没有任何一种疾病是能够被治愈的，包括梅毒。大量检查都表明她的体内已没有任何梅毒残留，但她终其一生仍觉得自己是患者。尽管如此，从她的文字中能够看出，她既没有出现梅毒后期可能会出现的认知退化症状，也没有出现过量服用洒尔佛散引起的大脑损伤。埃尔利希有魔力的子弹让迪内森成为 20 世纪出色的作家。

巨大的成功让埃尔利希成为公众英雄。在接受人们的祝贺时，他总是很谦虚："七年的时间一直运气不佳，好运终于在最后一刻降临了。"如果他当时就知道梅毒螺旋体和锥体虫是两种截然不同的微生物，可能根本就不会将药品用于治疗梅毒。出身于德国的埃尔利希用亲身经历总结了成功的猎药师必不可少的四项因素：金钱、耐心、创造力，以及最重要的一项，运气。他的总结非常有先见之明，即使在今天也同样适用。

埃尔利希研发洒尔佛散的方式完全颠覆了传统，医学界起初对此方法十分抗拒。在 1895 年到 1930 年间，共有四种理论试图解释药物是如何发生作用的："物理理论""物理化学理论""安 - 舒二氏定律（Arndt-Schulz Law）"和"韦伯 - 费希纳定律（Weber-Fechner Law）"。物理理论认为组织细胞的表面张力决定了药物对该组织是否有效。物理化学理论是从物理理论演变而来的，认为药物之所以起作用是因为它改变了细胞的表面张力。"安 - 舒二氏定律"认为药物通过下述规律影响身体：微小剂量起刺激作用，中等剂量起抑制作用，大剂量起杀灭作用，这种过于理想化的假说与事实毫无关联。"韦伯 - 费希纳定律"是基于人的感官推导出来的，该假说认为药物剂量与药效之间存在对数关系。事实上，四个理论都是错的，并不能为如何改善现有药物或如何研发新药物提供任何理论指导。

但埃尔利希思考药物的方法完全颠覆了传统，他用拉丁语简单总结了自己的理论：一个物质除非与其他物质存在联系，否则是无效的（*Corpora non agunt nisi ligata*）。该理论是埃尔利希在对人体免疫系统进行理解的基础上提出的，被称为"侧链理论（Side-chain theory）"。根据该理论，人体对疾病的免疫力取决于血清中的某些特殊物质对病原体内毒素的反应。埃尔利希将这种血清中的特殊物质称为"侧链"，如今我们称之为"抗体"，而病原体内与抗体发生反应的毒素叫作"抗原"。

埃尔利希认为一种特定抗体能与一种特定毒素结合，就如同一把锁与一把钥匙是一一对应的，这种选择性的化学结合让免疫系统得以消灭病原体，如今我们知道这个理论是正确的。他将该理论延伸到药学领域，认为病原体或人体细胞上有一个分子区域（受体）能与药的某个特定成分发生反应，从而产生疗效。这就是今天所谓的"受体理论"。

埃尔利希提出的受体理论基于他的发现：化学染料只能对细胞的某些特定部分进行染色，受体理论也是现代药学的基石。但在1897年，埃尔利希第一次提出该理论时，并不能提供任何证据证明受体的存在，他声称受体太小了，无法在显微镜下观察到。毫无意外，其他科学家要么把这种不可见的受体当作伪科学，要么就觉得这种理论荒唐至极。

巴黎巴斯德研究所的反对声音尤其大，研究所的科学家花了十年的时间对血蛋白做了各种实验，声称这些实验足以证明受体理论是错误的。埃尔利希做了相同的实验，得到了类似的结果，但他仍认为能证实自己的理论。由于实验的细节非常复杂，需要严密的科学论证，因此大部分科学家更愿意相信权威的巴斯德研究所得出的结论。

埃尔利希越来越感到挫败，他执着于为自己的理论辩护，甚至按照同事对受体理论的看法将他们分为两个阵营："敌人"和"朋友"。比如1902年，埃尔利希在给威廉姆·韦尔奇（William Henry Welch）的信中写道："你是受体理论最好的朋友之一，很高兴看到你因为该理论而获得新的启发。"而在写给德国哈雷一位药学家的信中，埃尔利希则写道："任何一个公正无私的人看了受体理论后都会觉得你是敌人。"

受体理论的反对者之一是慕尼黑大学著名的卫生学教授马克斯·冯·格鲁伯（Max von Gruber），没有人比他更能激怒埃尔利希。尽管格鲁伯承认埃尔利希对新生的免疫学做出了贡献，但他撰写了多篇论文攻击埃尔利希的受体理论，认为该理论完全靠推测想象，"几乎找不到任何证据"。格鲁伯的担心是相当合理的，毕竟在当时科学家无法在人体内找到任何药物受体。不过在埃尔利希看来，这位卫生学家的批评是"愚蠢"的，完全可以"忽略不计"。有一次，埃尔利希甚至被赶下了火车，因为他在火车上大声批判格鲁伯。格鲁伯显然更为冷静，他在回信中写道："我批判埃尔利希是因为他的理论没有证据支撑，而且他容不下任何批判。"

尽管埃尔利希的理论最终被证明是正确的，但直到将近一个世纪后，科学家才最终理解受体理论的细节。20 世纪 70 年代我刚开始学习药理学时，对受体的定义并不清晰，只是字面意义上的理解：肾上腺素受体就是与肾上腺素绑定的受体。我之前学过生物化学和分子生物学，这两门学科非常成熟，分子生物学家能精确描述分子的每一个细节，生物化学家能够准确描述两个化合物之间如何发生反应，但药理学家却无法准确描述药物是如何发生作用的。举个例子，直到我开始学习药理学的几年前，科学家才发现阿司匹林所作用的受体，此时距离阿司匹林的发明已经过去了 70 多年。

如今我们知道，人体内大部分受体是基于蛋白质的分子开关，通过与体内的激素发生反应从而开启或关闭细胞进程。比如，人体内有多个不同的肾上腺素受体，包括 β-2 受体，β-2 受体是平滑肌细胞内的一种蛋白质，能与肾上腺素发生反应，从而让肌肉放松。科学家发现该受体后，药物研发人员开始研究能激发其活性的药物，最著名的研究成果是沙丁胺醇，也就是沙丁胺醇，是为哮喘病人研发的吸入剂。沙丁胺醇能让肺部的平滑肌细胞放松，从而打开呼吸道，减缓或抑制哮喘症状。

尽管大多数科学家对埃尔利希的理论持怀疑态度，但没人否认洒尔佛散的神奇疗效，也没人质疑他的药物研发方式——将能杀死细菌的毒素加载在染料分子上。这是合成化学时代的巅峰，开创了从零开始研发药物的先例，而不是从植物中提取或是对现有药物进行微调。

你可能会认为埃尔利希研发的洒尔佛散即将开创药物研发的黄金时代，药学家们即将研发出自己的魔力子弹。但事实上并没有。

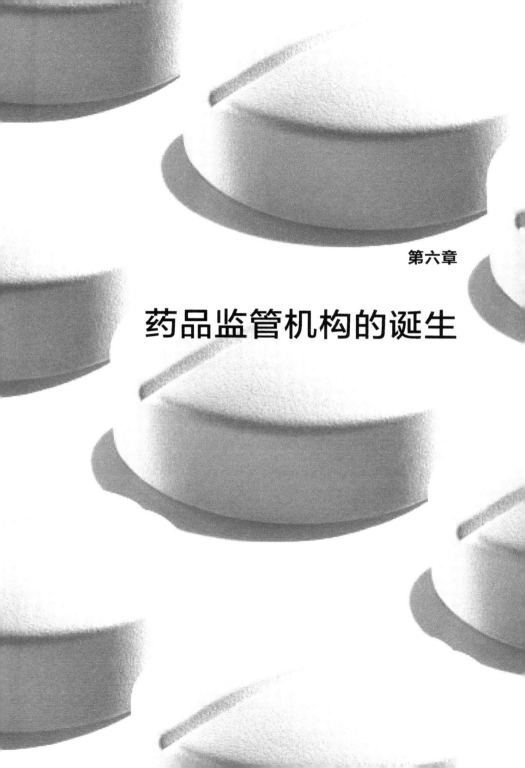

第六章

药品监管机构的诞生

"我们只是合法地生产药品，不可
能预见到会出这样的事故，我不认
为我们有什么责任。"

**塞缪尔·埃文斯·麦森吉尔
（Samuel Evans Massengill）
1937年**

1909 年，洒尔佛散的问世为药物研发提供了一套理性的系统性方法，只要合理运用化学和生物学知识，就能从零开始设计、合成全新的药物。从另一方面来看，洒尔佛散的问世也是药物研发史上的一座里程碑：606 是历史上第一种成功的抗生素。在此之前，世界上没有任何可靠、有效的办法能治愈传染病，医生只能帮助病人减轻传染病的症状，却无法治愈。洒尔佛散问世后，一切都变了，医生拥有了直捣疾病源头的武器。

　　然而洒尔佛散也有很多缺陷，在剂量使用上需要万分小心。如果用量太少，无法杀死梅毒细菌；如果服用过量，可能会导致病人死亡；而且，洒尔佛散对晚期病人是完全无效的。该药最大的缺陷是：只能用于一种疾病的治疗，也就是梅毒。

　　如今有很多用途广泛的抗生素，比如盘尼西林和氟喹诺酮能用于治疗多种传染性疾病，但洒尔佛散只能用于治疗一种疾病。在埃尔利希的时代，科学家对能治疗多种疾病的"万能药"还没有清晰的概念，他们只是渴望研发出新药，并不关心是万能药还是只能治疗一种疾病的特效药。受到埃尔利希的鼓舞，新一代猎药师纷纷投入合成抗感染药物的研发中。20世纪早期最大的几个药物研发实验室纷纷让其顶尖的研发人员研究能杀死细菌的染料，特别是莱茵河边的几家德国公司，对合成药物前所未有的热情让很多化学家预言药物研发的黄金时代即将到来。

然而乐观的情绪并没有持续多久。经过将近20年的人力、财力投入，科学家没有研发出任何新的抗生素。到了20世纪30年代初期，科学家们甚至觉得洒尔佛散是独一无二的，埃尔利希实在是太幸运了，才能研发出这种合成药物。到了1935年，曾研发出阿司匹林的拜耳终于获得了成功。1932年拜耳成立了研发团队，试图从苯胺染料中研发出一种多用途的抗生素。研发团队在几千只老鼠身上测试了几千种染料，但一无所获。某一天，他们测试了一种亮红色染料，这种染料杀死了几种不同的感染性细菌。拜耳将其称为百浪多息[1]。

百浪多息是第一种多用途抗生素，能治愈多种由链球菌引起的疾病，包括血液感染、皮肤感染和产褥热。但这种药有个奇怪的特点，只能在动物或人体内产生效果，却无法杀死在试管中培育的细菌。拜耳的科学家又遇到了新难题：为什么离开了活体百浪多息就失效了呢？

这个谜题最终是由巴斯德研究所的科学家解开的，他们发现百浪多息在肝脏中进行新陈代谢时，会被分解成更小的化合物，其中一种是被称为磺胺的无色分子。百浪多息分子本身是无法杀死细菌的，磺胺分子才是真正有效的成分，既能杀死活体中的细菌，也能杀死培养皿中的细菌。百浪多息之所以无法杀死培养皿中的细菌就是因为它没有被分解成磺胺。

拜耳的成功事实上基于一个错误的假设：有毒的染料选择性地以某种细菌为靶向，就如同洒尔佛散一样。但事实是，哺乳类动物的生理机能让红色的百浪多息染料分解成一种全新的化合物，那种化合物才是治愈疾病的关键，这完全是生物化学上的巧合。如果说从科研角度看，百浪多息的诞生让拜耳备感尴尬，那从经济角度看，百浪多息就是一场灾难。化学家使用百浪多息已有几十年之久，拜耳无法申请专利保护，自从 1936 年巴斯德研究所发表他们的成果后，全世界的化学生产商都能够合法地生产、销售这种万能药。

几年之内，几百家公司都在生产各自版本的百浪多息（大部分是完全没有药物生产经验的公司）在全球掀起了一股磺胺热潮。其中一个版本是由田纳西州的制药厂麦森吉尔（S. E. Massengill Company）生产的磺胺酏剂（万灵丹磺胺）。这家公司于 1898 年在田纳西州的布里斯托（Bristol，Tennessee）由塞缪尔·埃文斯·麦森吉尔（Samuel Evans Massengill）创建，塞缪尔毕业于纳什维尔大学医学院。这家公司的产品线很广，生产过止痛剂、药膏等各种产品，也不可免俗地参与到磺胺热潮中，其产品名字都是以"吉尔"（gill）结尾的。

麦森吉尔生产磺胺的方法很简单，将磺胺溶解在二甘醇中，然后加入树莓进行调味。这种制剂是由麦森吉尔首席药理学家哈罗德·沃特金斯（Harold Watkins）配制的，尽管他是一名训练有素的药剂师，但显然并不知道带有甜味的二甘醇（今天二甘醇被用于生产制动液和墙纸剥落剂）具有很强的毒性。

在 20 世纪 30 年代，动物测试已经非常普遍了，但为了加速产品上市，沃特金斯跳过了这一步，这并不违法，当时没有任何法律规定药物在上市前必须在动物体内进行测试。尽管 1906 年国会成立了食品和药品管理局（Food and Drug Administration），但这个机构没有实权，主要任务是打击劣质药，并不是确保药物安全。

1937 年 9 月，磺胺酊剂正式在全美的药房开售。密西西比州橄榄山的詹姆斯·爱德华·伯德（James Edward Byrd）教士是第一批购买该药的消费者。65 岁的伯德是浸礼会传教士，也是密西西比主日学校的秘书。10 月 11 日，他就膀胱炎问题咨询了好友阿奇博尔德·卡尔霍恩（Archibald Calhoun）医生，膀胱炎是一种尿路感染疾病。卡尔霍恩开出了磺胺处方，磺胺在当时是治疗膀胱炎的特效药。于是伯德去当地药房按照处方买了一瓶磺胺酊剂（卡尔霍恩在给另外五人的处方中也开了这种药）。

服下该药后，伯德出发去参加在诺克斯维尔举行的教士会议。第二天，伯德觉得"一直有便意，但无法排出小便"，这种症状持续几天后，伯德被送进了诺克斯维尔医院，被确诊为灾难性的肾衰竭。医生为他注射了生理盐水和葡萄糖，试图恢复其肝功能，但没有效果。教士的妻子和两个儿子陪着他痛苦地走向了生命的尽头。

来自芝加哥大学的两位医生在美国医学协会的杂志上刊登论文称伯德的死亡是由二甘醇造成的，二甘醇会破坏肝功能。博德的医生卡尔霍恩感到异常沮丧，他在给罗斯福总统的信中写道：

> 我当了二十多年医生，对死亡并不陌生。但六条生命因为我开出的药而逝去，其中一个还是我最好的朋友，况且这种药我已经用了很多年，最新的一个版本是由田纳西知名制药厂生产的，却突然成了致命的毒药，这些事实令我实在无法接受，我的身心每天都在经受折磨。

美国有 100 多人死于磺胺酏剂，包括很多孩子，他们因为喉咙痛而服用这种药。来自俄克拉荷马州的麦斯·尼迪富勒（Maise Nidiffler）是其中一个孩子的母亲，她在给总统的信中写道：

> 这是我第一次为琼请医生，医生给琼服用了磺胺酏剂，结果留给我们的只剩下女儿的坟墓了。她小小的身体在那里颤抖，因为极度痛苦而发出尖叫，看着这个场面，我简直要疯了。我请求您能阻止这种情况再度发生，不要让药物再次夺走无辜的小生命，让父母陷入无望的痛苦之中。

在 20 世纪 30 年代，政府对待药物的态度和对待回形针或者裤子的态度并无差别，并不需要经过特殊的安全性检查。美国医学协会并不参与新药的审批，作为专业的医学组织，协会只是分享制药厂或医生主动提供的药物信息。麦森吉尔没有提供任何关于磺胺酏剂的信息，因此美国医学协会没有任何关于药品的信息。

美国医学协会接到磺胺酏剂致死的报告后，协会给塞缪尔·埃文斯·麦森吉尔发去电报，要求他提供磺胺酏剂的配方。麦森吉尔承认药物含有二甘醇，但要求协会严格保密，并不是因为他相信这种溶剂有毒，而是担心其他公司会抄袭该配方。磺胺酏剂致死的案例越来越多，协会再次质询麦森吉尔和沃特金斯，两人承认该药没有做过毒性测试，但辩称致死可能是因为同时服用了其他药物而产生副作用。为了展示对该药的信心，沃特金斯本人服用了一点磺胺酏剂，并且"很高兴地宣布并没有产生任何不适"。

沃特金斯用自己做实验不到两周后，麦森吉尔的态度突然发生了转变。1937 年 10 月 20 日，麦森吉尔在给美国医学协会的电报中写道："请提供磺胺酏剂的解毒剂及后续治疗方案。"美国医学协会的回信也很简单："没有解毒剂，治疗方法可能治标不治本。"换句话说，没有办法可逆转磺胺酏剂对肝功能造成的破坏。

美国食品药品监督管理局用其有限的资源积极应对危机，派出调查员前往麦森吉尔公司总部。到达总部后，调查员了解到，公司已经给销售人员、药剂师和医生发去电报，召回尚未售出的磺胺酏剂。电报的内容并非严肃警告，而只是说"召回磺胺酏剂，请将未售出的药物立即退回"。调查员要求公司发出措辞更为强烈的电报，于是公司在 10 月 19 日又发出一封电报："命令你们立刻召回磺胺酏剂，该药品对人体有害，退回所有库存产品，所有成本由我们承担。"

在这起美国爆发的第一起药品危机中，美国食品药品监督管理局的 239 位调查员几乎全数出动，被派往全国各地召回有毒药品。当时美国食品药品监督管理局的职责范围并不包括监管药品安全，因此其采取的行动尤其令人钦佩。调查员不遗余力追踪每一位曾开过磺胺酏剂的医生、每一家销售磺胺酏剂的药店、每一位服用过磺胺酏剂的病人，在已经分销出去的 240 加仑药品中，总共召回了 234 加仑。剩下的 6 加仑造成了 100 多人死亡。

媒体纷纷讨伐制药行业，是自厄普顿·辛克莱（Upton Sinclair）在《屠场》（*The Jungle*）中揭露肉类加工业内幕以来最为声势浩大的声讨。当被问及个人所应承担的责任时，麦森吉尔回答说："我和我的手下对死亡事件深表遗憾，但药品的生产过程没有任何问题。我们只是合法地生产药品，不可能预见到会出这样的事故，我不认为我们有什么责任。"

从法律的角度看，麦森吉尔的话没有问题。基于当时的法律，麦森吉尔公司的做法没有触犯任何法律。如田纳西州格林维尔联邦法院判定麦森吉尔公司违反了 1906 年颁布的《纯净食品和药品法》（Pure Food and Drug Act），该法规定如果某种产品不含酒精，就不能贴上"万灵药"的标签。一共发现 170 多起乱贴标签的情况，每一起罚款 150 美元，总共罚款 26 000 美元，但 121 位受害人的家属却没有得到任何赔偿。

提出用二甘醇的哈罗德·沃特金斯不像他的老板那么冷酷无情，他受到了良心的折磨。在等待联邦法院审判的过程中，沃特金斯自杀了。麦森吉尔则继续担任首席执行官一职，他是公司唯一的老板，不可能被赶走。之后，麦森吉尔公司继续以私营家族制药厂的模式运作，直到 1971 年被英国比切姆药厂收购。1989 年比切姆与另一家药厂合并为史克公司（Smith Kline），在 2000 年再次合并为葛兰素史克公司（Glaxo Smith Kline）。因此，麦森吉尔公司的后裔今天依然存在，公司每年的销售额高达几十亿美元。

对磺胺酏剂致死事件的讨伐以及受害者家属给罗斯福总统写的公开信促使国会在 1938 年通过了《联邦食品、药品和化妆品法》（Food，Drug and Cosmetic Act），以管理药品的销售和营销事宜。这一法案创建了今天的美国食品药品监督管理局，其负责监管药品研发的每一个环节，从最开始一直到最后的人体测试[2]。任何可能研发出商业化药品的药理学研究都被纳入了药物非临床研究质量管理规范（GLP）。美国氰胺公司的高管曾经对我说，药物非临床研究质量管理规范的存在就是为了"迫使你证明自己不是骗子"。

药厂必须先进行试管测试和动物测试，并将测试记录提交美国食品药品监督管理局审阅。如果测试符合安全标准，美国食品药品监督管理局会批准药厂在其监控下进行人体测试。只有当美国食品药品监督管理局确定该药是安全的且能产生药效时,才会批准上市。即使药品上市以后,美国食品药品监督管理局仍会持续监控,以防止出现测试中未发现的意外情况。

1937 年,磺胺热潮达到顶峰时,美国食品药品监督管理局一共有 239 位调查员和化学专家。2013 年,美国食品药品监督管理局共有 9 000 多位工作人员,每年预算超过 12.5 亿美元。作为病人和消费者,我同意制药行业应该受到严格监管,否则可能对公众造成伤害。但问题是政府监管和自由创新之间该如何达到平衡?

1937 年并没有达到平衡。制药厂的自由度太大,以牺牲公众的利益为代价进行冒险。如今,事情变得更复杂了。艾滋病危机爆发的时候,艾滋病解放力量联盟曾呼吁美国食品药品监督管理局放松对艾滋病潜在药物的临床测试标准 [3],因为艾滋病人已经处于垂死状态了,为什么制药厂不能在他们身上测试新药呢?说不定能给病人带来一线生机。在这种情况下,将天平从安全向创新方面偏离似乎是合理的。

我在制药行业工作了四十多年,从我个人而言,我相信绝大部分药物研发人员都是正直善良的人,一心致力于研发新药、帮助病患解除病痛。尽管公众对大型制药公司普遍比较反感,但大部分药物召回并非因为欺骗或贪婪,而是因为一线工作人员对人体生物学了解不够,从而犯了错误。当然如今药物研发投入如此巨大，走捷径的诱惑始终是存在的。

　　芬 – 芬减肥药最盛行时，我正在美国家用产品公司工作。芬氟拉明是美国家用产品公司于 20 世纪 70 年代率先推出的减肥药，但市场反响和销量都很一般，因为减肥的效果并不持久。直到 1992 年，罗切斯特大学的一名研究者发表了一篇论文，称芬氟拉明如果和第二种减肥药芬特明（也是美国家用产品公司生产的）一起服用，产生的效果比节食或锻炼都要好得多。

　　芬 – 芬混合减肥药迅速风靡全美，到 1996 年，美国每年要开出 660 万张芬 – 芬处方。不幸的是，尽管这两种药都是美国家用产品公司生产的，但公司从没进行过混合药的测试。我和几位同事建议高管对混合药进行研究测试，否则销售给几百万民众的将是公司并不了解的产品。

　　高管对我们的建议置若罔闻，毕竟两种药都得到了美国食品药品监督管理局批准，而审批过程异常曲折、费钱费力。更何况，罗切斯特大学的科学家作为独立第三方，认为两种药的混合服用是安全有效的。因此高管认为该做的事都已经做完了，没必要再投入额外资源进行研究或测试。但事实证明，他们很快就会后悔这个预算保护决定。

　　1996 年，《新英格兰医学期刊》报道了 24 位服用芬 – 芬混合减肥药的病人的情况。文章认为服用混合减肥药与二尖瓣功能障碍之间存在联系。1996 年年末，一位 30 岁的女性在服用芬 – 芬一个月后因心脏出现问题去世了。很快，美国食品药品监督管理局接到了 100 多起由芬－芬引发的心脏病案例。进一步调查显示，尽管单一药品几乎没有毒副作用，但如果混合在一起服用就有可能造成心脏病发作。最终美国食品药品监督管理局认定心脏病发作主要是由芬氟拉明引起的，1997 年美国食品药品监督管理局勒令该药退出市场。

大批病人起诉美国家用产品公司，《美国律师》(*American Lawyer*) 杂志的封面故事报道了芬－芬事件，混合减肥药的受害者共发起了 5 万多起产品责任诉讼。到 2005 年，美国家用产品公司（也就是之后的惠氏，现在是辉瑞的一部分）给出的解决方案是给受害者提供 5000 美元到 20 万美元不等的赔偿金，很多受害者认为赔偿金太低而拒绝和解。当时，美国家用产品公司的总赔偿金额高达 140 亿美元。

"芬－芬事件"显示出监管的度很难把握。与磺胺酏剂不同，这两种减肥药研发过程的每一步都受到了严格监管，尽管美国家用产品公司没有对混合药进行测试，但医生让病人同时服用两种药物是很常见的现象，并不违法。尽管美国家用产品公司的高管在芬氟拉明突然风靡后，没有进行更多的测试，但在伦理道德上并没有问题，毕竟每家制药公司都希望自己的药品能打开销路，美国食品药品监督管理局的测试过程也考虑到了这一点。

麦森吉尔公司的老板和首席药理学家是刻意跳过这一基本的安全性测试，显然要为磺胺酏剂事故负责。而美国家用产品公司虽然对受害者也负有道义和法律上的责任，但却找不到罪魁祸首，并没有某个贪婪又愚蠢的高管做错了决定导致悲剧的发生。二尖瓣功能障碍是非常罕见的药物副作用，之前公司并不知道，只有当大量人群混合服用两种药物时，这种副作用才显现出来。

我觉得美国家用产品公司的责任主要在于其营销方式。销售人员在推销减肥药时当然可以提到罗切斯特大学的研究报告，但直截了当地让医生建议病人同时服用这两种药是不道德的，也是不合法的，因为美国食品药品监督管理局并没有批准芬－芬混合药的使用。美国家用产品公司的销售策略显然越过了雷池。

磺胺酏剂和芬－芬事故都触及了在新药研发过程中最令人烦恼的一个问题：副作用。就磺胺酏剂来说，主要的副作用（肝功能损伤）并非由其有效成分造成的，而是由溶剂造成的。如今，美国食品药品监督管理局规定制药公司所使用的任何制剂都不能含有有毒成分。

而芬－芬混合药的副作用则是由两个源头造成的：一是两种药的有效成分互相反应；二是芬氟拉明产生了之前临床测试中没有出现过的罕见的副作用。药物之间互相反应而产生副作用就是在今天也非常常见。比如酒精和苯二氮（比如安定药利眠宁）混合，或单胺氧化酶抑制剂（比如苯乙肼）和选择性 5–羟色胺再摄取抑制剂（比如百忧解）混合可能会导致病人死亡。尽管美国食品药品监督管理局在药物上市后依然会严密监控以防止药物互相反应所产生的副作用，但这种情况依然防不胜防。

为什么药物会产生如此多的副作用呢？有时即使只针对一种

疾病服用一种药物，也会产生副作用。在我看来，有两种解释。第一，很多药物会对体内的多个生理学目标产生影响。很经典的例子就是化疗，化疗通过抑制癌细胞的细胞分裂从而破坏癌细胞，但人体内很多其他细胞也会正常分裂（比如造血的骨髓细胞），这些正常细胞也会受到化疗的不良影响。另一个例子是伟哥，其成分为主要作用于阴茎中的PDE5酶，但PDE5酶也存在于心血管系统中，这就是为什么服用伟哥会造成脸红、头痛的症状。另外视网膜中还有一种与PDE5酶非常类似的物质，叫PDE6酶，这就是为什么服用伟哥可能会造成失明。

任何类型的受体都存在于体内多个部位，而且各种类型的受体有其相似性，所以，很难找到某种化学品只对一种受体起作用。有时候，化学品同时对多个受体起作用对人体是有益的。比如抗精神病的药物会对多个受体起作用，但对其中两个受体（多巴胺受体和5-羟色胺受体）的作用却会互相抵消。这种药物作用于多巴胺受体会让人产生不可控的肢体动作，但作用于5-羟色胺受体却能抑制这些动作。

之所以产生副作用还有另一种解释。药物是化学品，外来化学品进入体内后，会与体内原生的化学物质（即代谢物，是正常生理过程的副产品）进行反应，从而产生副作用。药物可能会替代代谢物参与生理过程，然而药物的缺陷会导致生理过程也产生缺陷。药物甚至会与代谢物直接发生化学反应，产生新的有毒化合物。

事实上，很多药物的副作用是无法避免的，药物研发人员（和美国食品药品监督管理局）必须要权衡药效和副作用孰轻孰重，才能决定某种药是否适合上市推广。

要找到新的治愈方案，就必须敢于冒险，不愿意冒险是无法研发出新药的。我们可以通过制定法律法规来控制风险，但法律法规会提升药物研发的成本，如今研发一种新药的平均成本在 14 亿美元到 16 亿美元之间。如此高昂的代价决定了只有少数几种药能成功上市。要避免芬–芬事件的唯一方法就是在药物审批过程中出台新的法律法规，确保对多种混合药进行测试，如此一来新药研发的成本就更高了，上市的新药数量就更少了。这是当代药物研发所面临的最大障碍。研发新药的成本高到令人难以置信，但如果没有这些支出来确保药物的安全性，就有可能造成病人无辜死亡。

另一方面，美国食品药品监督管理局依然是政府机关，官僚机构的低效可能会妨碍药物研发的进程。比如在 20 世纪 80 年代末，我的一位制药公司同事对上司很不满，一怒之下辞职去了美国食品药品监督管理局。从大型制药公司跳槽到美国食品药品监督管理局非常常见，因此我也没当回事，继续自己的研发工作。之后，我却发现美国食品药品监督管理局对我们提交的报告审查得特别严格，每一篇报告都会鸡蛋里挑骨头，然后要求我们修改以后重新提交。我们的研发进程不断被延误，成本也在不断上升。

最终，高管忍无可忍，决定去调查一下为什么美国食品药品监督管理局总跟我们过不去。结果是那个跳槽到美国食品药品监督管理局的前同事在搞鬼，他利用职务之便故意妨碍我们的研发进程。从技术上说，他的做法并不违法，他并没有凭空捏造我们的错误，只是鸡蛋里挑骨头而已，挑出一些无关紧要的小错误，然后把报告打回来让我们重写。这种做法当然很可耻，就是赤裸裸的报复手段，但我们无能为力，只能期望这位老兄尽早跟美国食品药品监督管理局的上司闹翻，然后赶紧从 FDA 辞职。

今天，美国食品药品监督管理局的存在确保了磺胺酏剂的悲剧不会在美国重演，但这种保护代价高昂。2001 年 9 月 11 日恐怖袭击发生的两周后，我不得不坐飞机从新泽西飞往波士顿。抵达纽瓦克机场后，机场安静得可怕。这趟航班通常是超售的，往往是 100 多位乘客争先恐后要买票，但这次却只有二十几位乘客。我在靠走廊的一个位置坐下，一位女士和我的位子隔着一条走廊，一分钟后一位皮肤黝黑的大胡子男士走进机舱，向我们走来，那位女士抓住我的手恐惧地低声叫道："天哪！"

当然什么事都没有发生，那位男士看上去像中东人，但其实可能不是，而且可能和我们所有人一样担心自身安全。在这种恐惧担忧的氛围下，我们都很庆幸政府建立了美国运输安全管理局（TSA），在"9·11"事件发生之后的几年里，只要在机场看到 TSA 官员就会觉得很放心。

但如今，人人都在抱怨 TSA。乘客过安检必须要把口袋里的所有东西都掏出来，必须要脱鞋、解皮带，必须要把手提电脑拿出来，不能携带饮料，甚至连洗发水、牙膏、剃须膏等日化用品都只能带旅行装。安检的队伍越排越长，速度越来越慢，有时甚至会因为安检而误了飞机。

恐怖主义防范措施需要在安全和个人自由及成本之间进行权衡（比如增加安检措施可能会让机票涨价或增加百姓的税收负担），药物研发同样需要在安全和成本及时效性之间进行权衡。

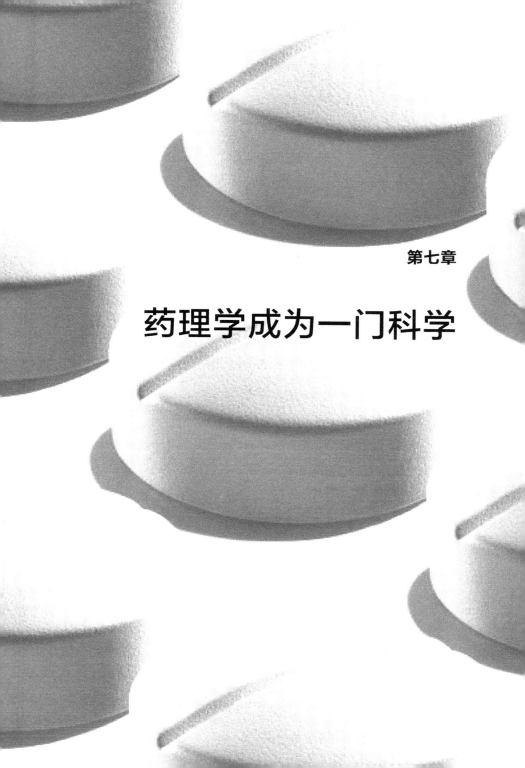

第七章

药理学成为一门科学

"我在耶鲁时，哈佛和耶鲁的学生经常讨论哪所学校的药理学课程最差劲。"

路易斯·古德曼
（**Dr. Louis S.Goodman**）
《治疗学的药理学基础》
（*The Pharmacological Basis of Therapeutics*）**一书的作者**

19 世纪下半叶，几千名中国工人涌入美国帮助美国修建横贯北美大陆的铁路。这些移民随身带着一种民间秘方：从微毒的中国泥蛇身上提取的药油。中国工人将药油涂在关节处缓解关节炎和黏液囊炎带来的痛苦。美国资本家注意到了蛇油的盛行，于是开始考虑生产美国版本的蛇油。

　　其中一位资本家后来被誉为"响尾蛇之王"。克拉克·斯坦利（Clark Stanley）原本是一位牛仔，他声称自己从霍皮族（Hopi）的医生那里得知了响尾蛇油的神奇功效。他在 1893 年芝加哥世博会上推销自己调制的蛇油，这种推销方式表明他深谙新药的推销之道。在一群全神贯注的观众面前，斯坦利把手伸进扭动的布袋里，抓出一条露出尖牙的响尾蛇。他麻利地用刀把蛇切开，去除内脏，然后丢进沸水里。等油脂浮到锅中沸水的上面，斯坦利把油脂撇出来放进了一个干净的 4 英寸① 瓶子里。他的蛇油被观众一抢而空。

　　事实上，斯坦利兜售的产品里并没有蛇油成分，而是矿物油、牛油和红辣椒的混合物，通常还会加入松节油，让产品带有药的

_____

① 　1 英寸 =2.54 厘米。——编者注

味道。尽管观众买的是假冒伪劣产品，但这并不重要：无论真假，蛇油都没有任何疗效。

在斯坦利向世博会观众兜售蛇油的半个世纪后，也就是 1937 年，磺胺酊剂悲剧显现出不受监管的药品可能带来的危害，也终结了药品自由研发、自由销售的时代。尽管磺胺酊剂悲剧彻底改变了公众对政府介入制药行业的态度，赋予美国食品药品监督管理局更多职能和更大的权力，但并没有改变制药行业最大的问题：依然没有成熟的药理学理论。

到了 20 世纪 40 年代，尽管消费者要求政府更好地监管新药的研发过程，但美国食品药品监督管理局的监管并没有过硬的科学理论依据作为支撑。当时绝大部分医学院都没有开设药学专业，很多甚至不提供药学课程。其中一个原因是药理学没有成熟的理论支撑，不像航空科学，四维矢量能非常精确地预测出飞行器推进所需的上升力。药理学却是微生物学、生理学、化学和生物化学的大杂烩，还掺杂了可能互相矛盾的临床观察结果。

药理学理论实在是太混乱，导致很多医生都觉得没必要教授学生任何药理学原理，因为根本无法判断所教的东西是否正确。学生只能在临床实践中慢慢了解药的本质，当然，有时也有些老医生愿意分享自己的经验。因此在何种情况下开哪种药是非常个性化的决定，取决于师从哪位老医生，这与中世纪的药剂师时代并无二致。通过书本和文献是无法学会药理学知识的。

药物研发、测试和管理最终成为一门科学要归功于耶鲁的两位年轻人。20 世纪 30 年代末，阿尔弗莱德·吉尔曼（Alfred Gilman）和路易斯·古德曼（Louis Goodman）受聘成为耶鲁医学院药学系的助理教授，当时开设药学系的大学并不多，两位助理教授的主要任务是教授药理学，他们要克服的首要困难就是没有任何可用的药理学教科书，现成的书不是写得太烂就是已经过时，大部分书两方面都存在不足。

　　于是，两位助理教授决定合作写一本他们自己的书。正如同科尔都斯在 5 个世纪之前所写《药典》那样，两位年轻人也想写一本关于药的百科全书。与科尔都斯一样，两位的写作同样基于事实和证据，而不是口头传说，但他们比科尔都斯更进一步，将药理学放到医学的大框架下，广泛汲取其他医学领域的知识，包括人体生理学、病理学和治疗原理等。他们最大胆的决定之一是围绕药效学来安排书的整体架构，药效学是当时的新生学科，主要研究药物剂量和生理效果之间的关系。如今药效学是药理学的重要组成部分，但在 20 世纪 30 年代，吉尔曼和古德曼的很多同事都认为药效学毫无价值。换句话说，吉尔曼和古德曼想把所有医学领域的已知事实都汇集到一本书中。

　　写这样的百科全书必然工作量巨大，几乎耗费了两位学者所有的时间，让他们没有精力去教学、做研究，因此写书所冒的风险巨大。吉尔曼和古德曼的学术生涯，包括是否能拿到终身教职，都取决于所出版的原创论文，而不是所写的教科书。但他们依然坚持了下来，药典的内容越来越丰富，字数也越来越多。

你正在看的《猎药师》这本书是 75 000 字（英文原书的字数），《钦定本圣经》（*The King James Bible*）是 78 万多字，麦克米伦出版社（Macmillan）拿到药典的成稿时吓了一跳，有 100 多万字。

麦克米伦出版社立刻要求两位作者精简字数，但两位作者拒绝删除任何一句话，他们相信自己所撰写的是史上第一本关于药理学的全面科学调研。麦克米伦出版社于 1941 年非常不情愿地同意出版未删减版《治疗学的药理学基础》（*The Pharmacological Basis of Therapeutics*），总共 1 200 页，售价 12.5 美元（相当于今天的 185 美元），比当时大部分医学教科书要贵 50%。出版社觉得如此高的定价肯定卖不出去几本，因此只印了 3 000 册。他们承诺如果 3 000 册能在四年里卖出就给作者一瓶苏格兰威士忌作为奖励。

吉尔曼和古德曼仅用了六周时间就拿到了这瓶威士忌。该书的第一版共售出 86 000 多册，很快就成为药学界的圣经。书中详细记载了每一种已知药物的详细信息，并且这些信息是根据已知科学原理总结归纳的，这本书帮助读者从茫茫知识海洋中理出头绪。无论你想要了解某种药还是想要了解药学学科，只要读这本书就可以了。这本书的唯一缺点就是学术性太强，对医学院学生来说理解起来比较困难。

在出版书的同时，吉尔曼和古德曼应召入伍参加了"二战"，并将《治疗学的药理学基础》中总结归纳的原理运用到实际的药物研发中。美国军队聘用耶鲁大学教授针对德国的毒气弹制造解毒剂，包括有机磷酸酯和氮芥毒气。吉尔曼和古德曼负责研发项目，研究过程中他们发现氮芥是一种细胞毒素，也就是说它会破坏人体细胞，特别是骨髓、消化道和淋巴组织中生长得很快的细胞。两位科学家不禁想到是否能将氮芥用于治疗淋巴癌，在不伤害健康细胞的情况下杀死快速扩散的淋巴样肿瘤细胞。

当时，治疗癌症的唯一方法是手术和放疗①。吉尔曼和古德曼在患了淋巴癌的老鼠身上试验了氮芥，老鼠体内的肿瘤很快缩小了。接着他们在淋巴肉瘤晚期患者身上做了试验，放疗对该病人已经没有效果了。没想到它居然疗效惊人：仅仅过了两天，病人的肿瘤就软化了，四天后肿瘤就摸不到了，又过了几天，肿瘤完全消失了。吉尔曼和古德曼在理性的药物研发的征程中发明了癌症的化学疗法。

古德曼对于影响神经系统的药物也很感兴趣。其中有一种叫马钱子，是从缠绕在热带树木上的一种开花植物的茎皮上提取的。欧洲探险家在亚马孙河上游发现当地人打猎时，会在箭头上涂上马钱子（"马钱子"这个词源于加勒比语，是"杀死小鸟"的意思）。马钱子会导致呼吸系统肌肉瘫痪，最终造成窒息。有意思的是，如果把马钱子直接吞下去是不会对身体造成伤害的，因为这种化合物无法通过消化道进入血液中。这就是为什么南美的部落成员吃了带有马钱子毒素的动物的肉却安然无恙。直到 20 世纪 40 年代，马钱子在医学界仍属于外来的奇花异草，古德曼却在思考能否将其用作手术麻醉剂。

任何手术麻醉剂必须具备两个特点：一是必须让人失去意识，二是必须让人失去痛感。为了测试马钱子是否具备这两个特点，

---

① 肿瘤放射治疗是利用放射线治疗肿瘤的一种局部治疗方法。——编者注

古德曼说服犹他州医学院麻醉学系系主任充当小白鼠做了一次实验，在他体内注入了马钱子，然后用针去戳他的皮肤，并通过事先约定好的眨眼睛的方式来观察他是否失去意识。

不幸的是，他在听到问题后依然能够眨眼睛作为回应，说明他是完全清醒的，马钱子不具备第一个特点。更糟糕的是，他依然有痛感，每次针扎到他的皮肤他都有反应，说明马钱子也不具备麻醉剂的第二个特点。事实上，马钱子对于意识没有任何影响，仅仅只是阻碍了肌肉运动。古德曼给这位麻醉学家注射的马钱子剂量太大了，30 分钟后他停止了呼吸。古德曼的实验差点酿成大祸，幸好他用橡皮袋帮助麻醉学家进行人工呼吸，直到马钱子的效力逐渐消退。这一次，古德曼的尝试以失败告终，却再一次证明可以用符合逻辑的系统性办法来进行新药研发。

如今，古德曼和吉尔曼的这本专著越来越厚，已经出到第 12 版了，依然是 21 世纪医学院学生的必修药学教科书，也是所有药物研发人员的"圣经"。这可能也是唯一一本会给父母起名字带来灵感的教科书。阿尔弗莱德·吉尔曼给儿子起名为阿尔弗莱德·古德曼·吉尔曼（Alfred Goodman Gilman），以纪念这本著作的两位作者。这个拗口的名字并没有给年轻的古德曼·吉尔曼带来任何不利影响，他后来成为得州西南大学的教授，1994 年由于发现了 G– 蛋白受体而获得诺贝尔医学奖。

随着《治疗学的药理学基础》一书在 1941 年出版，药理学终于有了完整的科学框架。现在药物研发人员要做的就是利用这本书去研发新药。

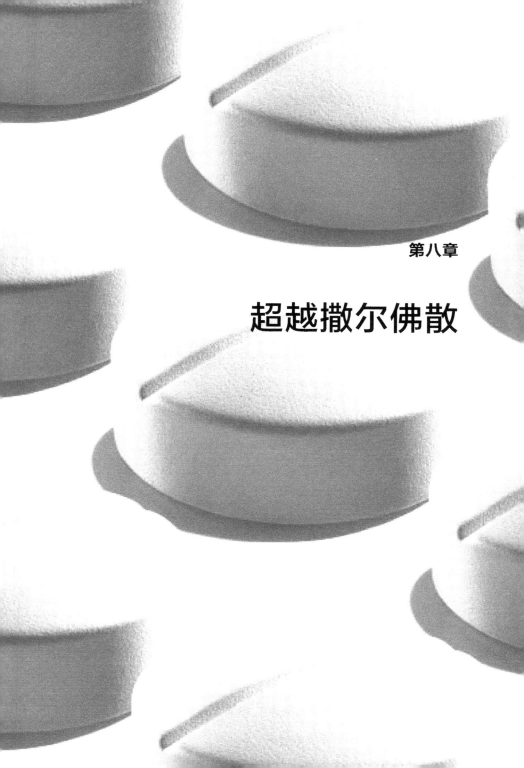

第八章

超越撒尔佛散

错的不是骰子

"让地面开裂，带来救赎。"

《以赛亚书》
（Jsaiah）
第45章

保罗·埃尔利希研发的撒尔佛散作为第一种能治愈传染病的药物,被誉为"特效药"。但该药存在一个问题:只能治疗梅毒。

起初,埃尔利希希望自己的魔力子弹也能杀死其他传染性细菌,但实验结果表明该药除了能消灭梅毒,对其他细菌都无效。肺结核、破伤风、炭疽、百日咳、淋病、白喉、伤寒、链球菌性喉炎、风湿热、葡萄球菌感染仍然无药可医,严重时可能导致病人死亡。"一战"期间,三分之一的战士死于细菌感染,撒尔佛散对此无能为力。

1928年,伦敦圣玛丽医院的一位微生物学家正在研究金黄色葡萄球菌,这种细菌通常存在于皮肤表面,对人体并没有伤害。但这种细菌一旦进入血液,就会使人生病,轻则患上脓疱疮,也就是皮肤上起疹子,重则患上败血症或中毒性休克综合征,中毒性休克综合征极其凶险,一旦感染即能让一个健康的人在几小时内死亡。这位微生物学家在用琼脂平板技术研究金黄色葡萄球菌,也就是在琼脂营养物里培育细菌。琼脂平板的固体表面让研究人员能够用肉眼观察到细菌的生长扩散情况，比观察液体中细菌的生长情况要方便得多。

　　一天，这位学者进入实验室后发现了一个奇怪的现象。这位学者名叫亚历山大·弗莱明（Alexander Fleming），听到这个名字你可能就知道后面发生的故事了。据传，弗莱明离开实验室时没有关窗户，当他回来时发现琼脂平板上长了真菌，真菌可能是从窗户进来的（我一直很怀疑这个故事的真实性，我工作的实验室一直是紧闭窗户的，有些甚至没有窗户，但培养基也会被污染，事实上空气中总会有真菌孢子）。尽管我们不知道真菌到底是从哪里来的，但弗莱明非常确定，在入侵的真菌周围没有金黄色葡萄球菌。弗莱明猜测真菌会产生一种对金黄色葡萄球菌有毒的物质，他开始思考这种神秘物质是否能成为另一种特效药。

　　入侵培养皿的真菌叫产黄青霉菌，弗莱明给这种不明物质起名为"青霉素"（盘尼西林）。接下来，弗莱明做了一系列实验来测试青霉素的杀菌效果，发现青霉素能杀死多种病原菌。1929 年《英国实验病理学杂志》（*British Journal of Experimental Pathology*）刊发了弗莱明的研究成果。

　　尽管青霉素能治愈白喉、风湿热、链球菌性喉炎等多种疾病，但要商业化生产还存在很多困难。首先不知道如何大规模生产青霉素。撒尔佛散是通过改变染料人工合成的分子，因此只要有足够多的染料，就能生产足够多的撒尔佛散。但青霉素是真菌产生的，要得到更多的青霉素就必须培养更多的真菌，然后从真菌里提取能杀菌的化合物。当时还没有大规模培育真菌的成熟方法，其产量连一个小镇的需求都无法满足，更不用说整个英国了。事实上，现有的培育真菌的技术能治愈的病人人数用一只手就能数出来。

　　其次，弗莱明发现青霉素起效时间很长。我们现在知道这是因为弗莱明用错了方法，他没有为病人注射青霉素或让病人口服，而是让病人外敷，因为他担心如果通过注射或口服，在药物起效前就会被人体分解。而且由于尚不具备大规模生产的条件，弗莱明给病人外敷的剂量通常很小，进一步减弱了药效。

　　由于产黄青霉菌很难培育，而且药效看似并不好，弗莱明无法说服药剂师帮他提炼纯度更高的青霉素。弗莱明对此非常失望，只能断断续续地研究这种真菌抗生素，医学界对此也不感兴趣，认定青霉素不可能成为一种有用的药品。从 1929 年到 1940 年，青霉素只是一个实验室产物，没人使用也几乎无人问津。如果不是两位移民，青霉素就不可能成为史上最知名的药品之一。

　　霍华德·弗洛里（Howard Florey）和恩斯特·伯利斯·柴恩（Ernst Boris Chain）都是科学家，都不是土生土长的英国人，除此之外两人没有任何共同点。1906 年，柴恩出生于柏林的一个犹太家庭；1898 年弗洛里出生于澳大利亚南部的阿德莱德市。柴恩的父亲是化学家，名下有好几家化工厂，柴恩子承父业，于 1930 年获得了威廉大学化学学位。不久之后纳粹夺权，1933 年柴恩被迫穿越英吉利海峡逃到英国，当时他身上只有 10 英镑。弗洛里在阿德莱德大学学习医学，获得罗氏奖学金的资助去英国读研学习病理学。

1939 年，一位罗氏奖学金获得者和一位犹太难民同时出现在弗洛里位于牛津大学的病理学实验室，他们为了一个共同的目的：测试青霉素究竟是否能成为多用途抗生素。看了弗莱明的论文后，两人认为使用纯度更高的青霉素应该比弗莱明所用的富含杂质的青霉素效果更好。柴恩是化学系毕业的，因此开始准备纯度更高的青霉素，然后在老鼠身上进行测试。纯度更高的版本叫苄星青霉素，比起弗拉明的青霉素，高纯度青霉素药效更快更强。他们在 1940 年刊发了实验结果。

看到这篇论文后，弗拉明非常激动，立刻给弗洛里打电话说自己想去参观他的实验室。当时距离弗拉明发表第一篇关于青霉素的论文已经多过去了十多年，当柴恩得知弗莱明要来拜访时，第一反应是："天哪，我还以为你早就去世了呢。"

1941 年，弗洛里和柴恩开始治疗第一个病人。艾伯特·亚历山大（Albert Alexander）不小心被玫瑰上的刺划伤了自己的脸，不幸的是玫瑰刺上有细菌，伤口被感染了并且扩散很快。几天的时间内，他的脸、头皮和眼睛都肿了起来，眼睛的感染尤其严重，医生担心细菌可能会侵入病人大脑导致其死亡，因此为他做了眼球摘除术。但摘除眼球后也未能阻止细菌的扩散，他已经濒临死亡、无药可救，因此是试用青霉素的最佳人选。

弗洛里和柴恩直接将青霉素注射进亚历山大体内，不到 24 小时，病人的情况开始出现好转。不幸的是，弗洛里和柴恩只有一针剂量的苄星青霉素，对严重感染的患者来说远远不够。尽管刚开始有好转的迹象，但很快病情又开始复发，小剂量的青霉素只能杀死一部分细菌，剩下的细菌继续侵袭病人的身体。几天后，亚历山大去世了。弗洛里和柴恩意识到，如果他们想全面测试其效果，就必须想办法生产更多剂量的青霉素。

从真菌中提炼青霉素的唯一已知方法是表层发酵，也就是在琼脂平板上培育产黄青霉菌。弗洛里和柴恩尽量增大平板的表面积以求培育更多产黄青霉菌，但依然无法满足需求。他们决定在孩子身上测试青霉素，因为孩子所需的剂量小。弗洛里和柴恩很快就证明了只要将青霉素直接注射进人体内并且剂量够大，就能有效治疗一系列细菌感染。而大剂量的需求让青霉素更显短缺。

青霉素是比撒尔佛散更神奇的灵丹妙药，每家医院都嚷嚷着想要更多。在"二战"爆发的最初几年里，青霉素的最佳来源是已接受青霉素治疗的病人的尿液，因为青霉素的有效成分通过尿液排出体外后并没有发生很大的变化。因此，各家医院都不遗余力地收集病人尿液，以循环利用其中的有效成分。

青霉素的生产涉及工业资源的配给，当时英国正跟纳粹德国作战，生死未卜，不可能把有限的工业资源用于生产药物，不管那种药有多么重要。一直在资助弗洛里进行研究的洛克菲勒基金会敦促他去美国寻求资助。1941 年 7 月，弗洛里飞到纽约见了政府官员和几家私营公司。所幸美国农业部决定参与此事。

美国农业部已经在伊利诺伊州皮奥里亚市的实验室里研究如何扩大真菌培育规模，现在团队开始研究如何增加产黄青霉菌的产量。美国农业部的科学家在以下两方面做出了贡献：第一，他们发现皮奥里亚市有一家水果市场，里面售卖的哈密瓜发霉后所产生的产黄青霉菌比其他种类产黄青霉菌能产出更多青霉素；第二，他们发现在装满玉米浆（玉米加工的副产品）的发酵缸里培育真菌，然后把空气打入充满真菌的液体中（这个过程叫喷射）能更快地产出更多青霉素，而且这种发酵方法是可以用于量化生产的。世界上第一种多用途抗生素[1]终于能够进行工业化生产了。

几家美国大型制药公司通力合作，互相分享关于生产青霉素的信息。默克、施贵宝、辉瑞、雅培、礼来、派德和普强这几家公司在制药行业被称为"青霉素俱乐部"，代表了那个时代的制药前沿公司。不过大型制药公司逃不过分分合合的命运，如今这些公司中，只有雅培和礼来依然作为独立的公司存在，施贵宝被百时美收购了，默克被迫与先灵合并，派德曾经是世界上最大的制药公司，但最后被辉瑞收购，辉瑞是如今最大的制药公司。

1943 年的前五个月，美国生产的青霉素只够治疗四位病人。在之后的七个月里，生产的青霉素能治疗 20 位病人。生产方式还在不断改进，到同盟国在诺曼底登陆时，青霉素的产量已能满足所有同盟国军队的需求，士兵的伤口感染能够很快地恢复。尽管柴恩后来得知他的母亲和姐姐死于德国集中营，但他的研究成果为抵御纳粹做出了杰出贡献。

到 1944 年年底，辉瑞进一步改善了发酵方式，成为世界上最大的青霉素生产商，每个月的产量能治疗 100 位病人。尽管青霉素的确是特效药，但却对某些由细菌引起的疾病无效[2]，其中最可怕的一种是肺结核[3]，俗称"白死病"[4]，因为患了肺结核的病人通常面色灰白。在 19 世纪，肺结核也被视为是一种"浪漫的疾病"，因为病人病态的苍白与消瘦被视为一种"病态美"。剧作家和诗人很喜欢描绘这种疾病，因为肺结核是缓慢致死的，让病人有足够的时间在死前了结未了的心愿、修补破裂的关系。普契尼的《波希米亚人》和威尔第的《茶花女》中，女主角都在最后一幕中死于肺结核。在《茶花女》中，随着医生宣布女主角死亡，大幕缓缓落下。如果没有肺结核，世界上可能没有那么多部精彩的歌剧。

事实上，这种疾病没有任何浪漫或美丽的色彩。肺结核细菌入侵肺部，缓慢侵蚀气管，病人会出现咳血的症状，并且日渐衰弱、苍白消瘦。肺结核会慢慢耗尽病人的生命，这也是为什么肺结核最有名的绰号叫肺痨。肺结核传染性很强，患者咳嗽、打喷嚏、吐痰都会传播病菌（禁止随地吐痰的法律的制定，其初衷就是为了防止肺结核的传播，如今大部分美国城市都保留了这条法律）。青霉素刚发明时，治疗肺结核的唯一方式就是把病人隔离在疗养院里，希望病人自动恢复。当然这种希望是不切实际的。

结核菌是缓慢致死的病原体，也是一种高度进化的病原体。

HIV、SARS 和尼帕病毒等是进化程度比较低的病毒，能快速致死。从病原体的角度来看，快速致死并不是什么好事，因为病菌还来不及传染更多人，宿主已经死了。高度进化的病原体却能让宿主存活很长时间，有更多的机会将病菌传染给别人。肺结核是进化程度最高的疾病之一，并且古已有之。即使在今天，每三个感染了肺结核的人，每一秒都会有一例新增感染病例。所幸大部分感染并没有明显症状，但即使在 2016 年，全球仍有 1 400 万慢性结核病患者，每年导致 200 多万人死亡。

1905 年，罗伯特·科赫（Robert Koch）因为发现结核分枝杆菌是肺结核的罪魁祸首而获得诺贝尔奖。科学家曾尝试用撒尔佛散和青霉素来治疗肺结核，但都无法杀死这种顽固的病菌。很多学者甚至认为，有些病菌是任何药都无法杀死的。但只有一个人持不同观点。

赛尔曼·亚伯拉罕·瓦克斯曼（Selman Abraham Waksman）出生于基辅边上的一个小城市，后来移民到美国，在新泽西州的罗格斯学院读书，并于 1915 年获得农业学士学位。农作物的生长取决于作物和土壤之间的相互反应，包括土壤里的微生物。瓦克斯曼对这种"互动"很感兴趣，特别是肥沃的土壤，于是他开始研究土壤和土壤中的微生物。土壤中的微生物将落到地面上的有机物降解，转变为植物生长所需的营养物质。瓦克斯曼希望通过研究土壤微生物学提高农作物的产量。

伟大的科学发现往往都是无心插柳，而非有意栽花。比如生物学家芭芭拉·麦克林托克（Barbara McClintock）最初致力于研究为什么玉米粒有不同的颜色，最终却发现了转座子，也就是可以移动的遗传因子。同样，神经学家斯坦利·布鲁希纳（Stanley Prusiner）在当住院医生时，一位克雅氏病（CJD）患者来医院就诊，克雅氏病是一种神经退行性疾病，通常会致人死亡。当时，该病的病原体还没被发现，没有人知道这种怪病的成因。为了尽可能帮助患者，布鲁希纳最终发现了朊病毒，一种全新的基于蛋白质的病原体。麦克林托克和布鲁希纳都因为无心插柳的研究成果而拿到了诺贝尔奖，瓦克斯曼也不例外。

　　青霉素是由土壤中很常见的一种真菌提炼而成的，得知这一事实后，瓦克斯曼立刻开始着手研究土壤中是否还有其他微生物同样具有抗生素的功效。瓦克斯曼研究多年的一组微生物叫链霉菌，这种菌在土壤中含量很高，刚翻过的泥土所散发的"土壤的芳香"就来自这种菌。1939 年，他打算测试这种菌能否杀死细菌，特别是青霉素杀不死的结核菌。

　　如何培育、分离微生物是瓦克斯曼擅长的领域，但他不知道如何安全地用结核菌进行测试。理论上，他当然可以像弗莱明测试青霉素那样，先培育出结核菌，然后放入链霉菌，看链霉菌能否杀死结核菌。但他担心大规模培育结核菌太危险，可能会导致整个实验室人员都被感染。

　　瓦克斯曼的最终解决办法是找一种叫作耻垢分枝杆菌的细菌来替代结核菌，这两种细菌很类似，但耻垢分枝杆菌对人体无害，而且培育的速度更快，有利于开展实验。瓦克斯曼假设能杀死耻垢分枝杆菌的物质也能杀死结核菌。幸运的是，他的假设是正确的。

1940 年，瓦克斯曼的实验室发现了第一种候选抗生素：放线菌素。放线菌素能杀死一系列病原体，包括结核菌，但在动物体内进行测试时，瓦克斯曼发现这种抗生素毒性太强，无法作为药物给人类服用。1942 年，他又发现了另一种候选抗生素：链丝菌素，杀菌能力也很强，而且在动物体内进行测试后，动物并没有死亡，至少一开始是这样。

但后来瓦克斯曼团队发现链丝菌素会逐渐损伤动物的肝功能，短时间使用对动物影响不大，但如果长时间使用就会导致动物因肾衰竭而致死。细菌在生长的时候抗生素的杀菌效果最好，如果细菌处于休眠状态，比如在孢子里或囊肿里，抗生素是无效的。总体而言，细菌生长速度越快，抗生素的杀菌效果越好。不幸的是，结核菌作为进化程度很高的细菌，生长速度极其缓慢，这也意味着要长时间服用抗生素才能彻底杀灭细菌。因此链丝菌素也不合适。

尽管遭受了两次打击，这位不屈不挠的科学家依然相信自己的团队一定能找到合适的药物。他们继续研究，在 1943 年测试了从鸡的气管里发现的灰色链霉菌，这种菌产生的抗生素也能杀死一系列细菌，包括结核菌。在动物体内进行测试后，他们发现这种抗生素没有毒性，他们将其称为链霉素。1949 年，默克公司开始大规模生产链霉素并在全球范围内销售，这是能够治愈肺结核的第一种药，它挽救了几百万条生命。

在美国，贫穷的移民患肺结核的概率非常高，大部分人在得病的五年之内都会死亡。在19世纪末，治疗肺结核的最佳方式就是晒太阳、呼吸山林的新鲜空气。全国范围内涌现出多家疗养院，特别是在落基山脉地区。最有名的一家疗养院是位于纽约北部沙拉纳克湖小镇的特鲁多疗养院，具有讽刺意味的是这个地方的阳光并不好，周围也没有山，不过也无所谓，事实上太阳和空气对治疗肺结核并没有什么帮助。

抗肺结核药物的出现让这一切发生了质的变化。病人不用在疗养院里等待奇迹的发生，安安心心回家治疗就可以了。如今治疗肺结核用的是鸡尾酒疗法，就和治疗艾滋病一样，将异烟肼、利福平、吡嗪酰胺和乙胺丁醇四种药共同服用，只要用量得当，一定能够治愈肺结核。

瓦克斯曼的发现（因此获得诺贝尔奖）[5]为药学界开启了一扇新的大门，医药研发人员到全球各地翻挖泥土，希望能从泥土中找到新的杀死细菌的微生物，也开启了所谓的"抗生素研发的黄金时代"。目前使用的很多抗生素都是在"黄金时代"发现的，包括杆菌肽素（1945年）、氯霉素（1947年）、多粘菌素（1947年）、金霉素（1950年）、红霉素（1952年）、万古霉素（1954年）等。

弗洛里和柴恩研发的苄星青霉素向医生、科学家和公众证明了抗生素能够完全消灭人体内的病原体，使所有症状消失，并确保不会将病菌传染给他人。这是20世纪早期医药研发界的圣杯，是治愈传染病的特效药，该药也开启了医药研发的"泥土时代"，各大制药公司纷纷派出团队到泥土中寻宝。但青霉素却带来了一个令人烦恼的问题。病原体细菌在遭受抗生素攻击后，会改变其本身的性质，让药物失效，就如同细菌为了防御药物武器穿上了一套新的盔甲。

1947 年出现了第一份青霉素耐药性报告，此时距离青霉素开始大规模生产只过去了四年时间。而且青霉素并不是唯一一种由于病原体产生耐药性而失效的药。对另一种抗生素四环素的耐药性出现在其问世的 10 年后，红霉素用了 15 年，庆大霉素 12 年，万古霉素 16 年。最初科学家非常困惑，搞不清为什么灵丹妙药一种接着一种失效，很快他们就意识到是因为病原体在进化。

这一发现引发了药学界的一场大战，即疾病和药物之间无休无止的军备竞赛。军备竞赛的过程始终如一：研发人员发现新的抗生素，在一段时间内杀菌效果很好，但很快细菌的染色体发生了变异，药物失效。

药学家通常会稍微改变一下抗生素的结构，以杀死变异的细菌，但很快细菌又发生了变异，改良的药也随之失效。至今，科学家仍没有解决抗生素的耐药性问题，很多产生耐药性的细菌逐渐变得致命，医药界对其束手无策，仿佛回到了青霉素发明之前的年代，包括金黄色葡萄球菌、淋球菌、绿脓杆菌、大肠杆菌、产脓链球菌等。结核杆菌也发生了变异，其中的一种让标准的肺结核鸡尾酒疗法完全失效。

细菌感染依然是高危疾病，但在 20 世纪 80 年代，许多大型制药公司却放弃了对新抗生素的研发。为什么会放弃这个有明确需求的市场呢？因为抗生素无利可图，制药公司更喜欢研发生产治疗慢性病的药物，比如高血压或高胆固醇，病人必须日复一日终身服药，从而产生巨额销量。但抗生素最多服用一周，病人就痊愈了，制药公司赚不了多少钱。

更糟糕的是，由于医生都知道耐药性的问题，新研发出的抗生素早晚也会产生同样的问题，因此医生不会轻易给病人开新药，只有在病人严重感染已产生耐药性的细菌时，才会让病人服用新药，这是保存抗生素效力的明智方式，但如此一来新抗生素的销量就更低了。

1950 年，几乎每家制药公司都有一支抗生素研发团队，到 1990 年，大部分美国制药公司都将抗生素研发项目边缘化了，甚至将抗生素研发团队完全砍掉。但在同一年，由于金黄色葡萄球菌和其他产生耐药性的细菌感染暴发，科学界重燃对抗生素研发的兴趣。但制药公司却无动于衷，继续减少对抗生素研发项目的投入。1999 年，罗氏彻底终止抗生素研发项目。到 2002 年，百时美、施贵宝、雅培、礼来、安万特和惠氏都彻底终止或大规模裁撤抗生素研发项目。辉瑞是当时为数不多的仍在坚持研发抗生素的制药公司之一，却也在 2011 年关闭了抗生素研发中心，也意味着泥土时代即将落幕。如今，全球 18 家最大的制药公司中，有 15 家已经彻底退出了抗生素市场 [6]。

　　我应该是为大型制药公司的抗生素项目工作过的最年轻的一批人，我开着面包车在切萨皮克搜寻土壤样本的那段经历就是为了抗生素项目。"泥土时代"即将落下帷幕，我没有在泥土中发现任何新的抗生素，但即使能找到，估计也无法进入商业化生产阶段，只会被老板束之高阁。

　　如今，事态发展已经岌岌可危，根据美国食品药品监督管理局药物评估与研发中心负责人简妮特·伍德考克（Janet Woodcock）的说法，"由于缺少新的抗生素，全球正面临着巨大的危机，如今情况很不妙，5 到 10 年以后可能更糟糕"。美国每年有 23 000 多人死于细菌感染，比每年死于艾滋病的人还要多，抗生素本可以轻松杀死这些细菌，但细菌都产生了耐药性。

　　亚历山大·弗莱明造就了人类史上最伟大的发明之一：一种能治愈多种疾病的特效药。但不幸的是，这种药会失效，必须随着细菌的变异而不断更新。

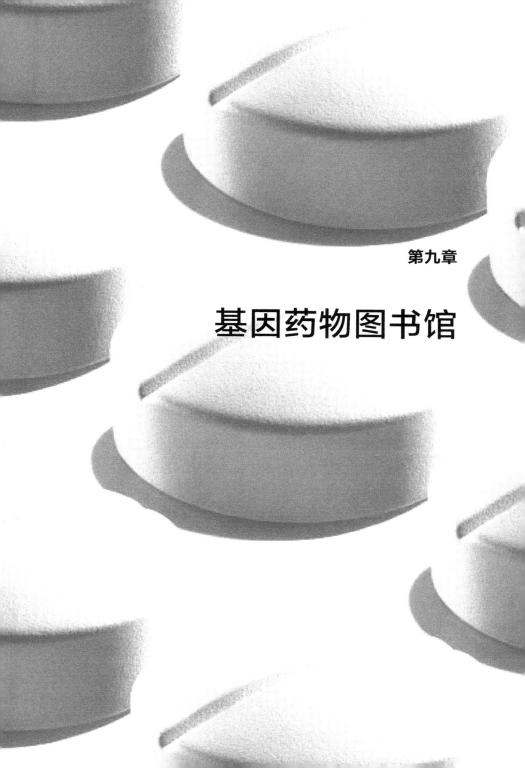

第九章

基因药物图书馆

"平静来自内心，无须向外界寻求。"

| **释迦牟尼**

自古以来，人类一直试图从广阔的植物世界中搜寻药膏和药材，却很少从动物界搜寻，原因很简单：地球上植物的种类比动物多得多。不过人类并没有放弃努力，也从动物身上提取了不少药物，有一些的确有效，然而大多数只是心理安慰剂罢了。

以犀牛角为例，在传统中药中，有一种常见的误解，人们以为研磨成粉的犀牛角可以当壮阳药，还能治疗癌症。事实上，没有中国医学文献提到过这种用法。相反，传统中医提倡用犀牛角作为治疗高烧和惊厥的方法。最近出版的一本名为《中草药》（*Chinese Herbal Medicine*）的药物学专著将研磨成粉的犀牛角与剪掉的指甲进行了比较。

尽管如此，中国人将犀牛角当作壮阳药的错误观念让犀牛角在越南和其他东南亚国家的需求大幅上升。高需求导致偷猎现象猖獗，五种已知犀牛品种中，已有三种被国际自然保护联合会列为极度濒危物种。

老虎的情况与犀牛类似。孟加拉虎的骨头、眼睛、胡须和牙齿被传统中医用来治疗一系列疾病，包括疟疾、脑膜炎和皮肤病。中医认为老虎全身都是宝，都有药用价值：爪子能治疗失眠，牙齿能退烧，脂肪能治愈麻风病和风湿病，鼻尖能治疗创伤和蚊虫叮咬，眼球能治疗癫痫和疟疾，胡须能治疗牙疼，大脑能治好懒惰，阴茎能做催情药，虎粪能治好痔疮。你大概也能猜到，这些全是无稽之谈，没有任何证据证明老虎的这些部分具有药用价值。

就跟倒霉的犀牛一样，由于这些讹传，老虎同样饱受偷猎之苦。老虎的九个亚种中，三种已在过去的八十年里相继灭绝，剩下的六种里，有四种濒临灭绝，两种极度濒危。国际自然保护联合会预估仅存的六种老虎总数不超过 4 000 只（相较而言，家猫在美国就有 4 000 万只）。

有些远古时期从植物中发掘的药物沿用至今，包括吗啡、麦角（20 世纪 30 年代被用来催产和人流，现在已被禁用）和洋地黄（现在仍被用于治疗心脏病）。但 20 世纪从动物身上发掘的药物却无一留存至今。为什么植物中具有药用价值的化合物比动物中多得多呢？科学家并不知道确切的答案，有一种理论认为植物在几百万年时间里一直在跟昆虫做斗争，其免疫系统自然会生产出一系列化合物来驱赶、伤害甚至杀死各种各样入侵的虫子。这些防御性的化合物（植物学家称之为植物毒素）被用来影响或阻碍昆虫的生理机能，因此其生物活性很高。尽管人类的生理机能比昆虫要复杂得多，但根本的生理化学过程却是类似的。因此，即使某种植物毒素对昆虫和人类造成的影响不完全相同，但依然能够对人体机能造成影响，在某些情况下这种影响是有益的。动物不需要防御昆虫，因此体内很少分泌能够扰乱昆虫生理机能的物质，当然有些动物也会产生毒素用来破坏捕猎者的生理机能，比如毒蛇、蝎子和蟾蜍。同样，泥土中的微生物自远古以来就在互相斗争，因此会产生一系列抗真菌、抗细菌的毒素，这些毒素都具有药用价值。

到 1900 年，生物医学界普遍认为从动物身上提取的药物基本没有价值，制药公司和药物研发人员都放弃了从动物身上搜寻有用的化合物。然而在世纪之交的 20 年后，历史上最重要的药物之一是在狗的器官中被发现的。

这个故事要从 1897 年说起，当时拜耳刚开始销售阿司匹林，赚得盆满钵满。这种合成药物的成功让制药公司看到了原创合成药的无限商机。随着 20 世纪的到来，制药公司纷纷成立研发团队在分子库中搜寻有用的化合物，美国的几家制药公司也投入其中，礼来是最早的几家公司之一。

礼来是由陆军上校、药剂师伊莱·礼来（Eli Lilly）在 1876 年于印第安纳波利斯创建的。礼来最初销售的是糖丸和糖浆，包括一种能治疗梅毒和"风湿病和皮肤病，特别是湿疹和牛皮癣"的药水。礼来去世后，他的儿子约西亚·礼来（Josiah Lilly）于 1898 年继承父亲的衣钵，后来约西亚的孙子伊莱·礼来（与曾祖父名字相同）成为公司总裁和董事会主席。伊莱·礼来作为公司第三

代掌门人，非常羡慕拜耳在德国取得的辉煌成就，他决定让自己
的公司也参与药物研发。

1919 年，礼来聘请了一位名叫亚力克·克劳斯（Alec Clowes）
的科学家负责寻找潜在的新产品机会。克劳斯主要从事癌症方面
的研究，他在著名的纽约州水牛城罗斯维公园纪念所工作了 18
年，是一位杰出的科学家，并且也具备商业天赋，因此礼来才会
聘请他，希望他能帮助公司从药物再包装向药物研发转型。1919
年，克劳斯开始研究为哪种疾病研发新药最有前景，很快他将目
标锁定在一种当时无药可医的疾病上：糖尿病。

早在公元前 2000 多年，印度医生就发现蚂蚁特别喜欢某些病
人的尿液[1]，同时代的埃及手稿也有记载某些病人"尿量太大"。
这是关于糖尿病症状最早的记录。印度人将该疾病称为"蜂蜜
尿"，希腊人称之为"多尿症"，因为病人会过量排尿。1675 年，
一位英国医生又为该疾病的名称添了一个拉丁词"甜味"。如今，
这种病被称为 I 型糖尿病。

I 型糖尿病一般在儿童时期就会发病，无药可医，往往是致
命的。病人总会感到饥饿、口渴，即使吃下去很多食物，依然会
日渐消瘦、衰弱。糖尿病还会阻碍血液循环、破坏神经系统，没
有足够的血液流到视网膜就会导致病人失明，严重的时候病人甚
至还需截肢。同时，随着神经系统被破坏，病人的痛感会越来越
明显。

克劳斯刚加入礼来时，糖尿病患者一般在确诊的一年之内就

会死亡。在"蜂蜜尿"首次被记载的 4000 多年后，这种病依然无药可医。在植物时代，药剂师曾尝试从植物中提取几千种化合物，但都对糖尿病无效。化学时代的药剂师也一无所获。克劳斯希望改变这一切。

幸运的是，对于哪种药可能对糖尿病有效，有一种被广泛接受的观点，这种观点来自一次偶然事件。1889 年，两位欧洲医生约瑟夫·冯·梅灵（Joseph von Mering）和奥斯卡·明科夫斯基（Oskar Minkowski）正在开展一系列实验，测试一个神秘的椭圆形器官的功能，这个器官位于胃和小肠之间，叫作胰腺。他们的测试方法很简单：将一条健康的狗体内的胰腺移除，观察会发生什么情况。那条狗开始随地撒尿，撒了一整天。

研究人员知道尿频是糖尿病的症状之一，因此他们检测了狗的尿液，其尿液中糖分很高。两位医生推断他们通过移除狗的胰腺创造了第一例人工诱导的糖尿病。接下来，他们开始研究胰腺的工作原理，他们认为狗的胰腺会分泌一种激素，控制人体对葡萄糖的代谢，这种激素就是我们今天熟知的胰岛素。

细胞所需的能量主要来源于葡萄糖。胰岛素就如同一把钥匙，能打开细胞壁上一扇特殊的门，让葡萄糖能够进入饥饿的细胞内。如果缺乏胰岛素，葡萄糖会堆积在血液中，却无法进入细胞内。一段时间以后，肾脏无法吸收更多的糖分，糖分就会随着尿液排出体外，导致所谓的"蜂蜜尿"。

基于梅灵和明科夫斯基的研究成果，科学家们推断只要给糖尿病人注射胰岛素就能治好这种疾病。刚开始，药物研发人员认为只需要摘取健康的胰腺，从中提取胰岛素，注射入病人体内就可以了。但如何提取有用的胰岛素却成了世界难题，因为胰腺的生理功能非常特殊，它主要有两个功能，第一个是分泌包括胰岛素在内的激素，第二个是分泌小肠消化蛋白质所需要的酶。不幸的是，胰岛素也是一种蛋白质。研发人员为了提取胰岛素而将胰腺取出来时[2]，不可避免地总会将胰岛素蛋白与蛋白质消化酶混合在一起，从而破坏了胰岛素蛋白质。

尽管提取困难，但医药界仍然坚信胰岛素就是治疗糖尿病的良药，关键是要找到一种可靠的提取方法。全球的科学家纷纷开始研究从动物体内提取胰岛素的方法，但收获寥寥。有一个后知后觉的人也加入了研究队伍，他叫弗雷德里克·班廷（Frederick Banting）。

班廷出生于加拿大安大略省，从医经历曲折。1910 年，他考入多伦多大学艺术系，但第一年没通过考试。1912 年，他重新考入多伦多大学医学系。1914 年加拿大被卷入"一战"后，他尝试入伍当一名医疗兵，但被拒绝了。他再次申请，却由于视力不佳再次被拒绝。他的第三次申请终于得到批准，可能是因为加拿大奇缺医疗兵。他一毕业就入了伍，但战争结束后，他碰到了更多职业发展的瓶颈。他得到了一个在多伦多儿童医院实习的机会，但实习期结束后无法转正。他不得不创建自己的私人诊所，但也未成功。

　　由于职业生涯异常坎坷，班廷对于他人的轻视异常敏感，即使转业后也是如此。在看了一篇 1920 年发表的关于胰腺导管结扎的论文后，班廷对胰岛素产生了兴趣。胰腺导管是向小肠输送消化酶的管道，根据论文的描述，一旦将导管结扎，分泌消化酶的细胞就死掉了，但分泌胰岛素的细胞仍然活着，还能正常工作。

　　看了这篇论文后，班廷推测导管被结扎的胰腺既然无法再分泌消化酶，那正好可以获取胰岛素。这个主意的确不错，事实上很多研究团队已经尝试过了，但都没有取得成功。班廷不知道之前那些失败的案例，他认为这个想法是他原创的，并且迅速决定转行，从全职医生转为全职研发人员。

　　为了开展实验，班廷意识到自己需要一间设备齐全的实验室，因此他去拜访了多伦多大学著名生理学家麦克劳德（J. J. R. Macleod），麦克劳德听完班廷的设想后充满了怀疑，他对于那些失败的先例心知肚明，不过他被班廷的热情与专注所打动。麦克劳德马上就要离开多伦多去苏格兰高地度假了，他觉得在度假期间把实验室借给班廷也不会有什么损失，因此同意了班廷的要求，还慷慨地给班廷配了一位医学生当助理。

　　1921 年，在多伦多的炎炎夏日里，班廷和年轻的助理查理斯·贝斯特开始给狗的胰腺做导管结扎实验。这个实验异常困难，这也就是为什么其他团队之前的尝试都失败了。第一条狗由于被注射了过量的麻醉剂而死亡，第二条狗由于失血过多而死亡，第三条狗由于感染而死亡。最终只有七条狗活了下来，但结扎的松紧程度很难把握，如果扎得太紧就会感染，如果扎得太松，分泌消化酶的细胞不会死亡。七条活下来的狗中，有五条仍然在分泌消化酶，当他们第二次给这五条狗实施结扎术时，又有两条死亡。

班廷和贝斯特折腾了半天却一无所获，而且已经没有狗给他们做实验了。于是他们在多伦多的大街上到处搜寻抓捕流浪狗，把流浪狗带回实验室。三周后，终于出现一例成功案例，他们将提取的胰岛素注射入另一只实验狗体内（那只狗由于被摘除了胰腺而患上糖尿病）。最终，成功了！实验狗的血糖在一小时内下降了将近一半。

他们又在其他患有糖尿病的狗身上做了实验，尽管不是每一只都有效，但大部分都显现出效果，证明了胰岛素的确是治疗糖尿病的可行方法。尽管成功的喜悦令人振奋，但他们提取胰岛素的方法却非常不稳定，经常以失败告终。况且，即使成功施行了结扎术，从每只狗体内获得的胰岛素是非常少的，糖尿病人每天都需要多次注射胰岛素，这么少的量连治疗一个糖尿病人都不够，更别说治疗国内所有糖尿病患者了。

事实上，班廷的提取方法在药学界没有先例。在此之前，商业化生产的药要么是从植物中提取的，要么是通过合成化学产生的，从动物体内提取药物的方法史无前例。如果班廷想要让胰岛素真正造福人类，就必须大规模提高产量，而不是像目前这样在小作坊里生产。还有一个事实也会让人心里不舒服：要挽救一个孩子的生命，就必须杀死许许多多哺乳动物。

当麦克劳德秋天从苏格兰度假回来后，他惊讶地发现这位业余的科学家带着年轻的医学院学生居然完成了提取胰岛素的创举。麦克劳德意识到，要解决大规模生产的问题，就必须找人优化胰岛素的提取流程。他邀请多伦多大学著名的生物化学家詹姆斯·科力普（James Collip）加入团队。科力普用最前沿的生物化学技术提高了所提取出来的胰岛素的纯度[3]。

你可能觉得班廷会对此表示欣慰，因为团队即将研发出治疗糖尿病的药物，这种世界上最古老、杀伤力最大的疾病不再是不治之症。然而，由于异常坎坷的职业生涯经历，班廷将科力普视为眼中钉，此人中途加入团队只是为了窃取他的研究成果。班廷非常讨厌科力普，经常找碴跟他吵架，有时甚至还会打起来。有一次，班廷非常生气，两个人开始互殴，科力普的眼睛被打肿了。

到 1921 年年末，互相看不顺眼的班廷、贝斯特、科力普和麦克劳德团队终于发现了一种可靠的从狗的肾脏提取胰岛素的方法，并且证明胰岛素能够治疗狗的糖尿病，尽管这种办法并不能实现规模化生产。如果他们进行人体测试，就必须想办法进一步提高胰岛素提取量，然而班廷对任何可能会抢他风头的人都充满了敌意，这种情况实验很难再进展下去。这时候礼来公司介入了。

当亚力克·克劳斯接受礼来公司抛来的橄榄枝、开始负责搜寻潜在的新药研发机会时，他就知道胰岛素很可能成为今后的热门药，但前提是必须要找到量化生产的方式。1921 年，克劳斯在耶鲁大学参加学术会议时，听到了班廷所做的第一次公开演讲。

听完班廷分享的研究成果后，克劳斯内心异常激动，演讲一结束他就给礼来总部发去了电报，只有寥寥三个字：就是它！

班廷的反应很不一样，麦克劳德将他介绍给听众时，并没有对他大加赞赏，似乎是想自己独吞功劳，对此班廷十分不满。班廷演讲结束后，所有人都冲到麦克劳德面前提问题，却没有人理会班廷。离开会场时，班廷感到异常失望、生气、烦闷，觉得别人窃取了本该属于他的功劳。

离开纽黑文市前，克劳斯在麦克劳德下榻的饭店留言，告诉他礼来想和他的团队合作以实现胰岛素的商业化生产。但麦克劳德是加拿大人，不太愿意跟一家美国制药公司合作。他之前一直希望与康诺特实验室合作，康诺特实验室是多伦多大学的附属公司，主要生产疫苗。因此，麦克劳德拒绝了克劳斯的合作邀请。

但克劳斯并没有就此放弃，在之后的四个月里，他四次飞往多伦多与麦克劳德洽谈。每次会面，麦克劳德都会强调想和加拿大公司合作，而克劳斯则会鼓吹礼来能够给项目带来的好处。如果不是因为他的团队已经分崩离析，麦克劳德可能不会妥协。

在1921年的最初几个月里，团队成员的关系急剧恶化，与康诺特实验室的接触进一步加剧了摩擦。摩擦的根源主要是因为班廷依然认为这个项目是他的，他十分害怕功劳被别人抢走。到了4月初，团队已经走到了难以为继的地步，麦克劳德最终不得不接受克劳斯抛来的橄榄枝。他给克劳斯写信，告诉他团队正在进一步优化胰岛素的提取方法，以用于商业化生产，并建议生产最好在远离多伦多的地方进行，当然主要是为了避开争吵不断的团队。

麦克劳德开始和礼来谈判，将胰岛素提取方法授权给礼来。克劳斯迅速安排礼来位于印第安纳州的工厂采购了大量猪和牛的胰腺，为未来的合作做准备。与此同时，多伦多团队则在多伦多综合医院里寻找合适的糖尿病人做第一例人体试验。他们找到了伦纳德·汤普森（Leonard Thompson），汤普森 14 岁，体重却只有 65 磅。瘦弱不堪的男孩受到糖尿病折磨三年了，已陷入昏迷状态，由糖尿病导致的昏迷通常是死亡之前会出现的症状。男孩已经奄奄一息了，因此团队觉得不如死马当活马医，在他身上试一下胰岛素也无妨。但这次人体试验却意外地遇到了一个棘手的问题：谁来将胰岛素注射进汤普森体内？

争吵非常激烈，班廷理所当然地认为应该由自己来注射，因为他才是胰岛素提取方法的唯一发明人。但多伦多综合医院的病房负责人拒绝了他的提议，他觉得应该由有治疗糖尿病经验的医生来进行注射，而不是班廷。他选了一位手下的实习生来进行这次历史性的注射。班廷爆发了，他居然不被允许参加这次试验，居然随便找了一个和胰岛素提取毫无关系的年轻实习生来进行操作。

班廷坚持要求由他来进行注射。负责人不得不妥协，但妥协的方式非常奇怪：由实习生给病人注射由班廷和贝斯特提取的低纯度胰岛素，而不是由科力普提取的纯度更高的胰岛素。如此一来，虽然班廷的手没有碰到注射器，但注射器内的液体却是由班廷直接提取的。尽管这种奇怪的妥协方法的确平息了班廷的愤怒，但却是个巨大错误。

在注射了班廷和贝斯特提取的胰岛素后，汤普森的身体状况只是略有改善。更糟糕的是，还引发了过敏反应，可能是因为胰岛素里的杂质引起的。班廷的坚持让一个可怜的男孩遭受了更多的折磨，团队立刻决定试用科力普提取的高纯度胰岛素。这一次，效果很明显。汤普森的血糖快速下降，体力也开始逐渐恢复，饥饿感慢慢消退，体重也开始上升。

这是史上第一次效果卓著的糖尿病治疗病例。

汤普森继续接受胰岛素注射，尽管胰岛素并不能根治糖尿病，但却将他的生命又延长了13年。以前一旦被确诊为糖尿病，能活一年已经算幸运的了，如今只要每日注射胰岛素，糖尿病人的平均寿命只比普通人短10年。克劳斯意识到礼来已经拥有了一种畅销药，这是每家制药公司都梦寐以求的事：美国有1万多名糖尿病人，每年还有新增病例，4 000个孩子中就会有一个得Ⅰ型糖尿病，一旦得病就必须终身注射胰岛素。礼来所要做的就是大规模生产胰岛素。但目前获取胰岛素的唯一已知方法是从活体胰腺中提取，这种方式怎么可能实现量化生产呢？

克劳斯估计至少要用一年时间才能完全实现胰岛素的商业化生产。礼来拨出20万美元（相当于今天的250万美元）预算用于发展这一项目。科力普和贝斯特立刻动身前往印第安纳波利斯，将他们所知道的关于胰岛素的一切都告诉了礼来的化学家。几周之内，礼来就掌握了科力普团队的小规模生产方式，两周后就实现了工业化规模的生产，产量是多伦多团队的100倍。很快，礼来的胰岛素生产工厂开始三班倒全速生产，100多位科学家参与了这个项目。两个月内，胰岛素产量急剧上升，但药效却在下降。追求速度就不得不牺牲药品质量，但到了1922年年末，礼来最终掌握了保质保量生产胰岛素的可靠方法。

1923年，胰岛素首次在北美发售，尽管加拿大公司康诺特获得了胰岛素在加拿大的经销权，但在美国，礼来是唯一的经销商。这不仅是制药界的变革，也是医疗实践领域的变革和针筒注射的变革。尽管皮下注射器在1853年就问世了，但一直以来只有训练有素的医生才会使用注射器。但现在，胰岛素治疗要求病人自己给自己注射，因为 I 型糖尿病人每天需要注射三到四次，不可能每次都去医院。普通的孩子和他们的家长都学会了如何注射。

尽管礼来生产的胰岛素效果不错，但牛和猪体内产生的胰岛素与人体产生的胰岛素并不完全相同。如此一来，就有可能引发过敏反应。有些病人会出现皮疹，不过最常见的过敏反应是脂肪萎缩，也就是皮下脂肪的流失。解决方法当然是使用人体胰岛素，但如何才能获取呢？获得胰岛素的唯一已知方式就是从胰腺中提取，但并没有那么多志愿者愿意捐献自己的器官。在胰岛素上市后的50多年里，糖尿病人用的一直是动物胰岛素，也饱受过敏反应之苦。

到20世纪70年代末，也就是班廷第一次从狗的胰腺中提取胰岛素的半个多世纪后，一个新机会出现了。1972年，研究病毒的斯坦福大学教授保罗·伯格（Paul Berg）完成了 20 世纪最重要的实验之一[4]：将细菌细胞的一段 DNA 植入了猴子细胞的 DNA 中。他将细菌的 DNA 附着到无害的病毒上，然后把病毒当成特洛伊木马去攻击猴子细胞的防御系统，从而直接将细菌的基因植入到猴子的基因组中。这一过程叫作"基因重组"，即将两种不同有机体的 DNA 结合到一起。

为什么这项实验如此重要呢？因为一旦猴子的细胞接受了外来的 DNA，细菌的基因就会开始产生同样的蛋白质，就如同在细菌细胞内一样。换句话说，细菌的基因能够改变猴子细胞的工作机制，让猴子体内的细胞制造出新的分子。对药物研发人员来说，相反的基因重组过程更加激动人心，也就是将哺乳动物的 DNA 植入细菌中。1975 年，能够产生血红蛋白的一种兔子基因被植入了培养皿中的大肠杆菌中，这是第一例将哺乳动物 DNA 植入细菌中的案例。如此一来，细菌细胞也能产生兔子体内的血红蛋白了，这一实验在遗传学科具有重要意义，也标志着基因工程药物的诞生。

当年还召开了冷泉港定量生物学研讨会，首次探讨基因重组领域取得的突破性成就，具有重大意义。我还记得我的论文导师参会回来后，很激动地跟我们分享了他的心得体会。"任何人类基因都能加以利用，从而在试管中制造人体蛋白质，"他说，"首先值得尝试的显然是胰岛素基因，我们应该克隆胰岛素基因，用它来制造人类胰岛素。"

胰岛素基因是一个很好的实验选择，不仅仅因为公众对胰岛素的需求量很大，还因为胰岛素基因特别短，比较容易操作。1976 年，赫伯·玻意尔（Herb Boyer，加州大学生物化学教授）和罗伯特·斯万森（Robert Swanson，风险投资家）在旧金山开办了一家新公司（基因泰克），专注于用重组基因技术来研发药物。基因泰克的第一个项目就是生产人类胰岛素。

这是一种全新的药物研发方式。不同于植物时代在植物中寻找新的化合物分子，或在"合成化学时代"对已知分子进行结构上的改变，或在"泥土时代"从泥土中搜寻抗菌化合物，基因泰克专注于搜寻人类基因中有用的 DNA，以生产有用的基于蛋白质的药物。尽管用基因技术研发药物是一种全新的方法，但研发的过程跟之前几个时代差不多：要研发出有用的药物非常困难，研发的时间越长，面临的困难越多。

基因泰克用了一年多时间才分离出人类胰岛素基因，而且研发经费消耗非常快，他们急需新的合作伙伴注入资金，新伙伴必须有足够多的现金让研发项目继续进行下去。基因泰克有两个选择：礼来和施贵宝。即使到了 20 世纪 70 年代末，礼来仍然是胰岛素生产领域当仁不让的领导者，在美国的市场份额高达 95%，施贵宝的市场份额只有区区 5%。基因泰克的高管认为选施贵宝可能更好，对于想要提高市场份额的施贵宝来说，人类胰岛素是一个绝佳的机会。

基因泰克找施贵宝商谈合作事宜，尽管施贵宝是一家大型制药公司，而且拥有庞大的研发团队，但却在重组基因领域毫无经验。因此施贵宝做了一个所有大型制药公司在遇到难以理解的新科技时都会做的决定：找一个顾问。牛津大学钦定讲座教授亨利·哈里斯（Henry Harris）就是一位药学顾问，拥有光鲜的履历，在获得医学学位后，哈里斯专注于研究肿瘤细胞。但他在生物实验室的履历与前沿的基因技术毫无关系，显然并不适合担任基因泰克的顾问。尽管哈里斯缺乏相关经验，但他依然自信满满。

哈里斯仔细看了基因泰克的生产方式，并做了如下分析：蛋白质是三维分子，蛋白质精确的三维形结构对于使用蛋白质的生理活动来说至关重要。组成蛋白质分子的特定氨基酸能够相互结合形成很多种不同的结构，但人体只能识别、使用具有特定结构的蛋白质。到目前为止，哈里斯的分析都是正确的，但接着哈里斯做了一个错误的判断。

他坚称，将人体胰岛素基因植入细菌细胞后，细菌产生的胰岛素蛋白质分子与人体产生的胰岛素蛋白质分子三维结构不同，而蛋白质分子的结构是没有办法人为改变的，因此基因泰克永远不可能生产出真正的人类胰岛素。他建议施贵宝拒绝这项合作。

施贵宝非常重视哈里斯的建议，于是拒绝了与基因泰克的合作。基因泰克对此感到非常惊讶，也向施贵宝高管解释了为什么哈里斯的想法是错的，但施贵宝高管不相信他们的解释。毕竟，基因泰克只是承诺他们能够解决分子结构的问题，但无法证明他们真的能做到这一点。

于是基因泰克转而去找礼来。

礼来的评估方式完全不同。他们意识到基因泰克真的有可能生产出人类胰岛素，尽管概率并不是很高。如果基因泰克成功了，礼来却没有参与，会给礼来带来毁灭性的打击。胰岛素是礼来重要的产品之一，也是治疗糖尿病的唯一药物，礼来不敢冒失去整个市场的风险。1978 年，礼来同意与基因泰克合作。

亨利 . 哈里斯爵士分析了利用重组基因技术制造结构正确的蛋白质的难度，事实证明，哈里斯的观点是错误的。他推测人类基因被植入大肠杆菌后所产生的胰岛素蛋白质结构是错误的，这个推测是正确的。但基因泰克很快就解决了这个看似棘手的问题，他们发明了一种生物化学方法，能够将植入了人类基因的大肠杆菌所产生的错误胰岛素纠正成正确的结构。基因泰克使用礼来的资金在试管中生产出了第一批人类胰岛素。1982 年，人类胰岛素首次面向市场销售。如今，几乎所有的胰岛素都是用重组基因技术生产的，礼来在胰岛素生产领域依然处于全球领先地位。

哈里斯的错误观点对我的职业生涯也产生了巨大影响。20 世纪 70 年代末，我对于重组基因技术非常感兴趣，跃跃欲试。我于 1981 年加入了施贵宝，就在哈里斯发表他对基因医学的悲观声明不久之后，我的经理告诉我，公司绝对没有兴趣用重组基因技术生产蛋白质药物。施贵宝错过了药物研发史上最重大的变革之一，我也错过了。我被命令用分子生物方法研发传统药物，今后我的职业生涯也都围绕着分子生物方法进行。

正当我在泥土和合成化学的世界搜寻新的传统药物时，其他制药公司纷纷涌入基因的世界，争先恐后地研发能在细菌中培育的治疗性蛋白质。由于很多激素都是蛋白质，因此早期的研究都围绕激素展开。重组基因胰岛素取得巨大成功后，下一个问世的重组基因蛋白质是用于治疗侏儒症的人类生长激素，其于1985年上市。基因泰克之所以选择生产这种激素，是因为用重组基因技术生产激素相对简单，尽管这种激素的市场需求比胰岛素低得多。接着是百健公司生产的用于治疗癌症的干扰素，于1986年上市；然后是安进公司生产的用于治疗肝功能衰竭的红细胞生成素，于1989年上市；还有由遗传学研究所生产的用于治疗A型血友病的凝血因子。

一开始，大型制药公司异常狂热，重组基因技术似乎带来了无限可能，只要是由于蛋白质缺失而造成的疾病都能通过基因药物治疗，但最初的狂热很快就平息了，事实上，由于蛋白质缺失导致的疾病并不多。截至20世纪90年代初，一共有十多种基因药物问世，然后就陷入了无病可医的窘境。药物研发总是遵循着相似的轨迹：随着新世界被发现，会出现几项重大突破，然后整个行业纷纷涌入那个新世界，很快就将资源耗尽了。当然总会有新世界不断地被挖掘出来，生物技术行业很快又发现了一个新世界，叫作重组单克隆抗体。

单克隆抗体的作用原理如下：当出现病原体时，人体的白细胞会产生抗体，抗体是一种化学物质，会去攻击入侵的细菌、病毒、真菌、寄生虫或其他外来物质。但每一个病原体都是不同的，有时差别非常大（比如足部真菌和绦虫的差别就非常大），特定的抗体只能对付特定的病原体。要对付入侵的病原体，人体就必须产生针对该病原体的特定抗体，或是针对该病原体的多种抗体，对病原体进行全方位攻击。白细胞完成这一过程的机制非常复杂：检测到细菌的存在后，白细胞（特别是 B 细胞）开始快速自我复制，但每一个复制品都是母体的变体，人体可以在很短的时间内产生几百万个白细胞变体，每一种变体能生成一种不同的抗体。因此，人体使用的是及时生产、随订随用的武器系统：一旦发现敌军轰炸机，人体就会生产不同类型的防空导弹；一旦发现敌军坦克，人体就会生产不同的反坦克火箭弹；一旦发现敌军士兵，人体就会生产不同类型的枪支。

　　如果药物研发人员觉得某种抗体能够入药，他只要把白细胞放入培养皿中，操控白细胞产生特定变体，就能获得想要的抗体（将白细胞放在特定物质中就能触发特定变体的形成）。接着，研发人员将能够生成目标抗体的特定变体分离出来，用重组基因技术提取细胞内负责产生抗体的特定基因，用这些基因就能大批量生产抗体。最后一步就是将抗体转化成有用的药物。用这种方式生产的抗体被称为单克隆抗体，因为抗体来自一种特定类型的白细胞（单克隆的意思是"单支"）。单克隆抗体又为药物研发打开了一个新世界，如今单克隆抗体是重组基因药物研发的主流，研发的药物能治疗多种疾病，包括多种硬化和风湿性关节炎。

诺贝尔委员会将 1923 年诺贝尔医学奖颁给了班廷和麦克劳德，表彰他们为动物胰岛素的最初研发所做出的贡献。你可能已经猜到了，班廷获奖后并不高兴，反而对诺贝尔委员会十分不满，因为他要与麦克劳德分享这一奖项。在班廷看来，从狗的胰腺中提取胰岛素的想法是他提出的，所有的功劳都应该归他，尽管如果麦克劳德没有给他提供实验室、实验助理、生物化学家和知性度，班廷根本不可能将他的模糊（而且不是原创的）想法变为现实。诺贝尔颁奖典礼举行的那一天，班廷待在家里拒绝出席。

我也很想吹嘘药物研发人员都是彬彬有礼、充满魅力的人，但班廷的存在就证明了事实并非如此。每一位成功的研发人员就跟他研发出的药物一样截然不同。

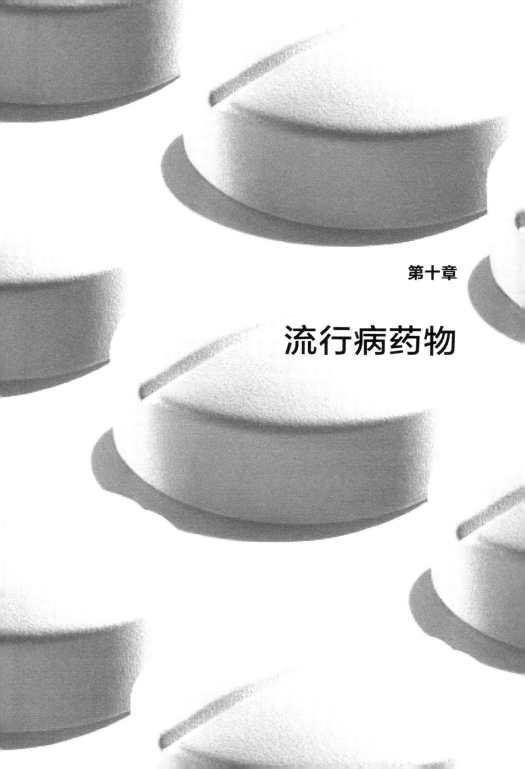

第十章

流行病药物

"上医治未病,中医治欲病,下医治已病。"

《黄帝内经》
公元前2600年

霍乱是一种特别凶险的小肠疾病，主要症状表现是腹泻，且粪便呈米泔水样。病患每日的排便量可高达五加仑①，通常还会伴随呕吐和肌肉痉挛的症状，最终会造成人体严重脱水，继而出现电解质紊乱，使心脏和大脑功能衰竭。霍乱也被称为"蓝色死亡"，因为病患严重脱水，导致皮肤呈灰蓝色。治疗不及时的话，一半的霍乱患者会死亡。

整个19世纪，一波又一波霍乱席卷欧洲和世界其他地区。1849年爆发的第二波霍乱导致爱尔兰十分之一的人口死亡，很多在爱尔兰大饥荒中侥幸存活下来的人却没能逃过霍乱的侵袭。大批坐船逃难的爱尔兰移民又将疾病带到了美国，美国总统詹姆斯·波尔克（James Polk）也未能幸免于难。病魔席卷了整个美国西部地区，从加州到俄勒冈州共有6 000到12 000人在这场霍乱

①　美制1加仑＝3.785升。——编者注

中丧生，大部分是淘金热的先驱，他们追求财富的脚步却因为霍乱而不得不终止。这一波霍乱刚刚平息不久，另一波霍乱又于1853年在印度爆发，一直蔓延到伦敦。

一年之内，1万多名伦敦人死于霍乱。一位名叫约翰·斯诺（John Snow）的英国医生对这种可怕的小肠疾病产生了兴趣。斯诺是一名煤炭工人的儿子，生长于约克郡最贫穷的一个街区，不远处的乌斯河经常泛滥，每一次泛滥的河水都会涌入斯诺家那间摇摇欲坠的破房子里。斯诺是伦敦圣乔治医院的麻醉科医师，他从1854年8月31日开始负责治疗所住街区的霍乱患者。在接下来的三天里，该街区共有127位居民死亡。一周后，该街区四分之三的人口逃走了，街区变成了一座鬼城。一个月后，本来就所剩无几的留守居民中，又有500人死亡，英格兰其他地区的死亡人数更多。斯诺后来把这次事件称为"这个国家最可怕的一次霍乱爆发"。

没有人知道导致霍乱爆发的原因或风险因素。伦敦霍乱爆发的七年后，路易·巴斯德才发表了细菌理论，40年后罗伯特·科赫（因证实肺结核是由细菌引起的而获得诺贝尔奖）才最终证实霍乱和其他疾病的确是由细菌引起的。斯诺在对传染性病原体一无所知的情况下，开始研究霍乱的病因，当时主流的病因理论是瘴气理论。

瘴气理论认为疾病是由有毒有害的空气引起的。这个解释看似挺合理，因为霍乱集中爆发的区域基本都是脏乱差的贫穷社区，大街上充斥着粪便、污水和垃圾。另一个流行的观点认为下层阶级由于道德败坏损伤了身体机能，才让他们更容易得病。斯诺对这两个理论都持怀疑态度，他怀疑问题可能出在水里。但在不知道细菌理论和不具备检测细菌的技术的前提下，如何证实传染源藏在水中呢？

斯诺的研究使用了一种全新的方式，这种原创的方式为一个全新的医学领域的创建奠定了基础。他仔细研究了社区地图，在地图上系统性地标注出每一例霍乱发生的地方（这一社区如今是威斯敏斯特区的卡尔纳比街购物中心）。斯诺在每一个出现霍乱病例的地方画一条短黑线，总共画了578条。接着他又在地图上标出了该社区每一个公共水井的位置。伦敦的供水系统由一系列公共水井组成，居民从井中打水带回家。由十多家水厂管理的供水管道向井中供水。伦敦的供水系统已经够复杂了，但下水道系统更加混乱。粪便被排入污水坑、地下室或是错综复杂的污水管道中，污水坑里的污秽很容易污染水源。

斯诺在他标注的地图上发现了一些有趣的现象。尽管位于宽街水井北面的一家大型救济院里住着500多位穷人，但感染霍乱的病例却很少，位于宽街水井东面的啤酒厂也没有发现任何霍乱病例。除了这两个特例，斯诺的地图清晰地表明，大部分病例都发生在宽街水井附近。

斯诺推测疾病的原因肯定跟宽街的水泵有关，因此他拜访了当地的市议会，要求他们拆除水泵。市议会对此表示怀疑，为什么那口水井会被污染呢？那口水井中打出来的水是干净的，而且味道比大部分水井都要好。很多居民甚至舍近求远，特地跑到宽街来打水，特别是住在卡尔纳比街水井附近的居民。

但斯诺坚持要拆除宽街水井，他认为救济院的霍乱病例很少是因为救济院有独立水井，而啤酒厂之所以没有出现病例是因为工人可以免费畅饮啤酒，他推测可能是啤酒中的某种成分降低了发病率（在酿酒过程中，麦芽汁必须要煮沸，杀死了大部分细菌）。他还观察到，住在卡尔纳比街水井附近的居民中，生病的都是那些舍近求远跑到宽街来打水的人。

最终，市议会不得不妥协，允许他关停这口水井。斯诺立马将这口井的手柄拆除，让居民无法从中打水，意料之中的，这一社区的霍乱传播也随之终止。

我们现在知道宽街的水井被霍乱弧菌病原体污染了，霍乱弧菌正是导致霍乱爆发的罪魁祸首。尽管当时斯诺并不知道这一点，但他注重人口和地理的研究方法却是防控疾病的有效途径。这是史上第一例基于科学的流行病学案例，斯诺如今也被誉为"流行病学之父"。

从某种意义上来说，斯诺无疑是幸运的。与实验不同（实验有明确的因和果），流行病学研究并不能证明因果关系，只能证明存在某种关联，斯诺证明了病患的住处与水井的位置有关。但疾病也有可能并不是由水或水井引起的，只用斯诺的地图没法排除其他可能性。尽管斯诺的结论是正确的，即宽街的水井被污染了，但比起实验研究，流行病学研究更容易得出错误的结论。

例如，20世纪30年代的流行病学研究发现食用精制糖和小儿麻痹症的发病之间有很高的关联性。食用精制糖会引发小儿麻痹症吗？根本不会。小儿麻痹症是由饮用水中传播的病菌引起的，与霍乱类似。那跟精制糖有什么关系呢？

刚出生的婴儿从母亲那里获得了抗体，因此对小儿麻痹症是有免疫力的。然而，几个月后，抗体就渐渐失效了。如果在抗体依然有效的时候就感染了小儿麻痹症，婴儿非但不会生病，而且感染会促使免疫系统自行产生抗体，余生都不会再得小儿麻痹症。

但是如果是在抗体失效后再感染小儿麻痹症，就会发病。尽管感染后体内也会自行产生抗体，但很多情况下抗体产生的速度不够快，患者无法躲过疾病的侵袭，从而留下终身残疾。因此如果在婴儿时期感染小儿麻痹症，不会有明显的症状，但如果在儿童时期或成年后再感染小儿麻痹症，后果将会非常严重。在卫生条件不过关的贫穷国家，几乎每个婴儿都会感染小儿麻痹症，但不会产生任何问题，因为母亲的抗体依然有效。但在发达国家，在小儿麻痹症疫苗诞生之前，人们通常在儿童时期或成年后才会感染小儿麻痹症，后果非常严重。

所以小儿麻痹症跟精制糖到底有什么关系呢？20世纪30年代开展流行病学研究时，发达国家（卫生条件优越）的居民很喜欢食用精制糖。相反，贫穷国家（卫生条件较差）的居民吃不起精制糖。因此两者之间只是具有相关性，并不是因果关系。

　　另一方面，流行病学研究也会产生颠覆性的新观点，为药物研发带来新的机遇。例如流行病学研究揭示了一个关于高血压的颠覆性观点。我们都知道高血压是一个健康隐患，需要及时治疗。但在20世纪60年代之前，很多医生却持相反的观点，医学界有个过时的术语叫"原发性高血压"，医学界几十年以来一直认为高血压有利于身体健康。约翰·海（John Hay）是利物浦大学的一名医学教授，他在1931年发表的一篇文章中写道，"高血压患者最大的危险在于发现了高血压，因为总有些傻瓜想尽办法要去降低血压"，这也是当时的主流观点。

　　医生认为高血压是一种自然的代偿机制，让心脏能够正常跳动。富兰克林·罗斯福总统一生都患有高血压，但他的医生觉得帮他降压会有风险，因此就听之任之。罗斯福在第四个任期时死于中风，几乎可以肯定是由高血压导致的。"弗雷明汉心脏研究"最终证实"原发性高血压"对身体有益的观点是错误的，"弗雷明汉心脏研究"是史上历时最长的一次流行病学研究。

　　该研究始于1948年，对马萨诸塞州弗雷明汉镇5 209位居民进行跟踪调查，弗雷明汉镇位于波士顿以西20英里，是一座以工人为主的小城市。研究的目标是找出会诱发心血管疾病的风险因素，心血管疾病是20世纪40年代的主要杀手之一。该研究首次证明了饮食和运动对预防心脏病所起的作用。

　　与斯诺一样，弗雷明汉心脏研究的研究人员也非常质疑当时流行的医学理论。大部分医生相信心脏病是人类衰老的正常结果，因此研发治疗心脏病的药就如同要找到青春之泉一样，是天方夜谭。但参与该研究的科学家推测心血管健康与生活方式和环境有关，他们希望能开展大规模流行病学研究，找出相关的生活方式和环境因素，从而降低心血管疾病和中风的发病风险。

研究人员知道要得出明确的结论需要很长时间，事实上，直到十多年后，也就是20世纪60年代初才第一次公布可靠的研究成果。研究表明中风与三个身体状况有关：动脉阻塞（动脉硬化）、血清胆固醇含量高（高胆固醇血症）和高血压。

和所有流行病学研究一样，弗雷明汉心脏研究也只能证明相关性而非因果关系，因此并不清楚究竟是高血压诱发了中风，还是有其他风险因素同时诱发了高血压和中风，就如同食用精制糖和感染小儿麻痹症，都是20世纪30年代发达国家生活方式的结果。有些医生对弗雷明汉心脏研究持怀疑态度，他们认为高血压和中风是衰老的副作用，无可避免。但有一个意想不到的证据——一种叫氯噻嗪的药证明"原发性高血压"并非对人体有益。

20世纪50年代，默克公司号称正在研发一种能够抑制碳酸酐酶的化合物，这种化合物能降低血液酸度。血液酸度偏高是一种比较常见的疾病，通常是由于肾脏或肺部问题导致的。血液酸度只在一个很小的幅度之内波动才能保持身体健康，否则就会出现头痛、眩晕、乏力等症状，如果血液酸度特别高的话甚至还会陷入昏迷。碳酸酐酶抑制剂能够让血液酸度回到正常水平，但会带来一种意想不到的副作用，那就是利尿。医生将这种利尿的药称为利尿剂。

排尿增多会降低血容量，从而降低血压（血容量降低后，心脏泵血的负荷降低，血压也随之降低）。因此，默克研发的碳酸酐酶抑制剂不仅能降低血液酸度（默克原本的目标），而且还能降低血压。

然而在当时，人们并没有意识到需要控制血压，于是默克公司就开始研究利尿剂还能带来哪些好处，该公司很快就发现了：它可以治疗水肿。水肿是指组织间隙或体腔内液体不正常堆积造成的肿大，例如肺水肿是由于心脏无法正常地将肺部血液泵出、液体在肺部堆积而造成的肺部肿大。默克认为碳酸酐酶抑制剂能够治疗肺水肿，因为药物能够加速病人排尿，从而减少在肺部堆积的液体量，而且能够降低总的血容量，降低心脏的负荷。

默克还有一个意外的发现。当时默克正在寻找最有效的碳酸酐酶抑制剂，但却发现一种虽然不能抑制碳酸酐酶但利尿功能更强的药物，默克将其命名为氯噻嗪。默克并不清楚药物工作的原理，但在肺水肿病人身上进行测试后，他发现这种药物安全可靠、效果很好。于是原本为了降低血液酸度而开展的研发项目却无心插柳获得了一种治疗肺水肿的药物。但故事还没有结束，默克公司一位叫卡尔·拜尔（Karl Beyer）的研发人员认为氯噻嗪还有另一个作用："治疗"高血压。

　　不过在当时，提出高血压需要治疗就如同在说打哈欠需要治疗一样，就是一个笑话，如此自然、正常的现象为什么需要治疗呢？尽管如此，还是有一小部分医生认为高血压对人体有害。拜尔悄悄把氯噻嗪给了同事比尔·威尔克森（Bill Wilkerson），让他给几位高血压患者服用，看看是否有效果。正如所预期的那样，他们的血压降低了。拜尔知道氯噻嗪是第一种有效治疗高血压的药物，但当时并没有市场。1958年该药上市销售时，主要的功能是治疗肺水肿。

　　其他制药公司得知默克研发出了治疗高血压的药物后，担心可能会错失未知的市场机遇，也纷纷开始研发降压药。于是市场上出现了一系列与氯噻嗪类似的噻嗪类药物。在氯噻嗪问世的几年之内，美国食品药品监督管理局批准了六种噻嗪类药物。

　　刚开始，这种利尿型降压药用处不大。但弗雷明汉心脏研究的结果表明高血压和中风之间存在相关性。尽管很多医生对此结果持怀疑态度，但有些医生仍然决定给高血压患者服用这种安全高效的降压药。如果高血压和中风之间的确存在因果关系，那么氯噻嗪能够有效降低高血压患者的中风发病率，如果两者之间并不存在因果关系，患者服用氯噻嗪也没什么坏处。美国食品药品监督管理局也赞同给高血压患者服用降压药，因为美国食品药品监督管理局深知要确认两者之间究竟有没有因果关系的唯一方法就是做实验，看看血压降低后中风发病率是否随之降低。

　　美国疾病防控中心负责监控全国的中风发病率，他们很快发现中风患者人数显著下降，并确认是因为服用降压药的患者增多。医学界的原有观点随之被推翻，医生开始建议高血压患者接受治疗。"原发性高血压"成为一种疾病。这是流行病学研究团队和大型制药公司首次通力合作，推翻了医学界的主流观点，让人们对血压这一健康指标的态度发生了质的变化，从而挽救了无数人的生命。1955年到1980年间，美国中风发病率降低了将近40%。

既然降压药对健康有益，药物研发人员纷纷开始研发完美的降压药。氯噻嗪的降压效果并不是特别好，而且还有一个明显的副作用——尿频，如果能够研发出一种更加高效而且没有副作用的降压药，一定能获得巨额利润，毕竟降压药是病人每天都必须服用的药物，需求量巨大。这里不得不提到一个人：詹姆斯·布莱克（James Black）。

詹姆斯·布莱克原本不太可能从事药物研发工作。他于1924年出生在一个苏格兰小镇，在圣安德鲁斯大学学医时学业成绩优异。不幸的是，毕业时他欠下了巨额债务，别无选择只能选一份收入最高的工作，在新加坡的马来亚大学当老师。后来他回到苏格兰，在一所兽医学校任教。他试图改变职业现状，于是开始研究肾上腺素对心脏的影响，特别是对心绞痛患者的影响。

你可能对肾上腺素的作用并不陌生[1]。遇到危险时，比如有个陌生人用枪指着你，肾上腺素会飙升，让你处于超级警觉的状态，做好随时应对的准备。但肾上腺素还有另一个生理作用，那就是作为一种管理血压的激素。因此布莱克认为任何能够阻碍肾上腺素的药必定也能降血压。布莱克在1958年带着这个想法去了一家英国制药公司ICI[2]毛遂自荐，希望获得药物研发的职位。尽管布莱克是兽医学老师而且没有任何制药经验，但他的学术口碑很好，最终他如愿以偿获得了职位。他开始着手研究能够阻碍肾上腺素分泌的化合物。

众所周知，肾上腺素有两种，一种叫 α 受体，一种叫 β 受体，研究表明血压的管理与 β 受体有关。布莱克推测，如果他能阻断人体内的 β 受体，就能够降低血压。但如何才能在不阻断 α 受体的情况下阻断 β 受体呢？ α 受体的分子结构方面与 β 受体非常相似，而且还控制着与血压无关的其他生理功能。布莱克试图找到一种能够区分两种受体的化合物，并在1964年发现了"普萘洛尔"，这种化合物能够选择性地阻断 β 受体。这是世界上第一种通过阻断 β 受体起作用的降压药。

普萘洛尔不会产生尿频的副作用，很快就成为60年代末和70年代的全球畅销药，布莱克也因为他开创性的工作获得了1988年诺贝尔医学奖。

尽管与氯噻嗪相比，普萘洛尔已经有了明显改进，但还是有两大缺陷。肺部也有肾上腺素 β 受体，控制气道的大小。阻断肺部的 β 受体会导致肺部气道收缩（如今很多治疗哮喘的呼吸机事实上包含激发肺部 β 受体的药物）。因此普萘洛尔和其他 β 受体阻断类药物会产生一个麻烦的副作用——让病人呼吸受阻，哮喘病人服用 β 受体类药物是非常危险的。另一个副作用的风险不像第一个那么大，但对男人来说也很痛苦：阳痿。

当时的每一种降压药都有明显的副作用，完美的降压药尚未问世。我所工作的公司最终找到了降压药的圣杯。20世纪80年代早期，我在施贵宝工作，这是我所从事的第一份制药领域的工作，我认识了两位玩蛇人，戴夫·库什曼（Dave Cushman）和米格尔·奥德特（Miguel Ondetti）。他们是施贵宝的研发人员，但对响尾蛇的毒液很感兴趣，这种毒液能迅速降低猎物的血压从而让猎物陷入昏迷。库什曼和奥德特认为，如果能分离出毒液中的降压成分，就能制成降压药。

他们开始研究毒液中最活跃的成分替普罗肽，替普罗肽能够抑制体内一种叫ACE[3]（血管紧张素转换酶）的酶。尽管肾上腺素也能够管理血压，但ACE酶才是血压的最终操控者，毒液通过抑制ACE酶关闭了人体的血压控制功能，导致血压急速下降。

库什曼和奥德特最终将替普罗肽制成了药物。这两个人个性截然相反，是很少见的团队组合。库什曼是一个话很多的药理学家，充满活力、喜欢搞些恶作剧；而奥德特是一位处事严谨、一丝不苟的化学家。库什曼对漫画书的热情不亚于对科学的热情，如果你看到他站在复印机前，有50%的可能他在复印学术论文，还有50%的可能他在复印一本漫画书。尽管个性截然不同，但他们的合作非常高效。

他们首先尝试是否能将纯替普罗肽制成药物，同时几乎不做任何化学上的改变。但他们很快发现口服纯替普罗肽是无效的，会被胃中的消化酶破坏掉。这种情况其实是合理的，因为毒液是在蛇的口腔中产生，如果蛇不小心把毒液咽了下去而胃液又不能消化毒液的话，蛇就会把自己毒死。如果只有通过注射才能起到效果的话，病人每天都要注射好几次，实在是太麻烦了，会让患者望而生畏。

　　没人喜欢打针，因此库什曼和奥德特深知必须要研发出一种口服药才有可能在市场上推广。他们开始合成与替普罗肽类似，但不会被胃酸破坏的分子。这就是一个不断试错的筛选过程，每个研发人员都经历过，有可能合成并测试成千上万次都是正常的。但库什曼和奥德特用了一种新的筛选方法，居然只尝试了几百个分子就成功了。

　　两位科学家了解ACE酶背后的生物化学原理，因此能够预测出可以抑制这种酶的化合物种类。他们并没有尝试太多次就得到了可用的化合物，然后在此基础上对分子结构进行微调，每一次调整后再测试新化合物的效果，以验证之前的预测是否准确。传统的药物筛选过程就如同随机扳动老虎机的把手，输赢全凭运气，但库什曼和奥德特已经将老虎机的工作原理研究透彻，在老虎机即将吐钱的时候才扳动把手。

　　库什曼和奥德特用这种方法（如今称为"理性设计"）很快就合成了一种有效的ACE酶抑制剂，叫作卡托普利。理性设计是药物研发史上的又一座里程碑。保罗·埃尔利希通过将毒素加载到染料分子上，用原创的方法首次从零开始研发药物，但他在筛选毒素时，使用的仍然是随机筛选的方法。库什曼和奥德特同样用全新的方法从零开始研发药物，却凭借化学、生物化学、人类生理学等相关知识进行有根据的推测，让筛选的过程变得非常高效，从而在很短的时间内就找到了理想的化合物。

卡托普利通过抑制ACE来降低血压，这是一种口服药，不会被具有腐蚀性的胃酸破坏。有这种灵丹妙药在手，你可能会觉得库什曼和奥德特即将走上人生巅峰，但研发人员的人生总是充满了波折。

施贵宝的高管不愿意批准下一阶段研发项目，即测试卡托普利的效力和安全性，因为大规模临床试验需要消耗大量经费。施贵宝正在销售一种阻断 β 受体的药物纳多洛尔，高管认为卡托普利的问世会影响纳多洛尔的销量，此消彼长意义不大，年销售额最多净增几百万美元。几百万美元看上去挺高的（特别是在20世纪70年代），但仍然覆盖不了高昂的临床试验和营销费用。施贵宝决定把卡托普利束之高阁。

库什曼和奥德特非常失望，但他们身为科学家也无可奈何，只能请求高管同意让他们发表研究成果，至少能让世人知道他们的研究所取得的突破。大部分制药公司都不愿意让科学家发表研究成果，因为这会让竞争对手有机可乘，但库什曼和奥德特指出卡托普利已经获得了专利，发表研究成果不会给公司带来任何风险。最终高管同意了他们的请求，可能是出于同情，毕竟管理层终结了他们的研究项目。

库什曼和奥德特在几大主流药学期刊上发表了关于卡托普利的详细信息，很快就引起了学术界的注意。学术界意识到施贵宝的两位科学家发现了一种全新的方式来控制血压，好几所医学院的著名医生纷纷联系施贵宝，他们都默认施贵宝很快就会开展临床试验，纷纷表示他们也想参与。

学术界对一种已被束之高阁的药物表现出如此大的兴趣是前所未有的，施贵宝高管经过再次讨论最终批准了下一阶段研究项目。临床试验表明卡托普利是一种高效安全的降压药，1981年获得美国食品药品监督管理局批准。上市的第一年，销售额超过10亿美元，创造的利润超过施贵宝其他所有药的总和[4]。

你可能会认为推出卡托普利后，施贵宝的股价会急剧飙升，但由于某种我（和我的老板）猜不到的原因，施贵宝的股价表现与卡托普利的销量完全是脱节的。施贵宝的竞争对手百时美很快注意到了股价的脱节，于是乘虚而入，以较低的价格收购了施贵宝。施贵宝不再是一家独立的公司，讽刺的是，它的消亡居然是因为推出了一款由流行病学研究研发出来的畅销药。

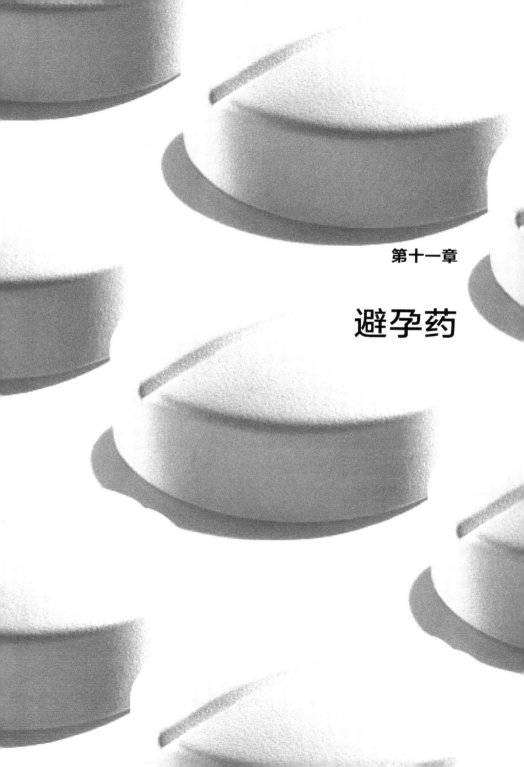

第十一章

避孕药

"无法拥有和控制自己身体的妇女
都是不自由的，只有能够自由选择
是否当母亲的妇女才是自由的。"

**玛格丽特·桑格
（Margaret Sanger）
《妇女和新种族》
1922年**

我们经历了"植物时代""合成化学时代""泥土时代""基因药物时代"，每一个时代都为药物研发开辟了新的分子世界，让研发人员趋之若鹜，试图在新的世界里寻找真理。但偶尔也有几种药并不是由资金雄厚的制药公司研发的，古往今来，这些"遗世独立"的药物研发故事中总是充斥着各种奇人怪人，他们在经历了一系列挫折和失败后，最终研发出了足以改变世界史的药物。如果要选一种对当代社会影响最大的独立研发药物，那无疑是大名鼎鼎的"避孕药"。

　　20世纪70年代是灾难片盛行的年代，好莱坞推出了一系列扣人心弦的灾难大片，包括《海神号历险记》《地震》《火烧摩天轮》。这些电影都有一个固定套路：一群原本风马牛不相及的人，由于各自的举动，从灾难中死里逃生。在一艘快要沉没的船上，一位模特将自己的定制耳环给了受伤的通信官，通信官用耳环修好了无线电；在船舱内，一位墨西哥厨师将胡萝卜去皮器给了工程师，工程师用去皮器修好了水泵；在三等舱里，一位喝醉的退役拳击手用蛮力强行打开了舱板，救出了被困的乘客。这个故事中没有单一的主线，也没有单一的主角，但在所有小人物的共同努力下，最终一群人得以死里逃生。当然只有在获救后，幸存者们才知道自己当时的举动是多么重要。

避孕药的发明过程与灾难片存在异曲同工之处。

参与研发避孕药的人员更像是欧文·艾伦（Irwin Allen）电影里的人物，而不像一个研发团队：一位瑞士兽医、一位生活在墨西哥穷乡僻壤的性格古怪的化学家、一位声誉不佳的生物学家、一位70多岁的女权活动家、一位富有的女继承人以及一位虔诚的天主教妇科医生。不过故事的开头并不是一支研发团队的组建或是一场女权运动，而是一群医学史上根本就不会记载的人和事：瑞士奶农以及他们不寻常的人为增强奶牛生育力的方法。

瑞士的奶牛场一直都很兴盛，一提到瑞士就会让人联想到大片的牧场。脖子上挂着大铜铃的奶牛在阿尔卑斯山上吃草，这一场景就如同阿尔卑斯山的马特洪峰一般闻名世界。农场的目标是将牛奶产量最大化，因此奶农必须要让奶牛受孕，受孕以后乳房才会源源不断地产奶。这一过程循环往复：奶牛生下小牛后，小牛一断奶奶农立刻开始挤奶。刚开始牛奶产量很高，但几个月后产量就开始下降。母牛最终停止产奶后，又有了生育能力，奶农很快就会给它配种，再次让它受孕。生小牛、挤奶、配种、生小牛……，这就是瑞士奶牛的一生，也是奶农一直在忙的事。

但这一过程取决于一项关键技能，那就是一旦奶牛停止产奶后，奶农必须快速让它再次受孕。奶牛场上最悲剧的一句抱怨无疑是"我的奶牛没怀孕"！生育能力强的奶牛是摇钱树，失去了生育能力的奶牛就是个填不满的无底洞，奶农必须继续喂养它，却没有任何产出。19世纪末，瑞士尝试用各种方法来缩短奶牛两次生育的间歇期。一位功利的瑞士兽医发现，只要把手从奶牛的肛门里伸进去，把卵巢往直肠壁上挤压，破坏掉卵巢里的一个脆弱结构，奶牛就能再次受孕。

这位兽医发明的方法很快就成为瑞士乳制品行业的最优做法，奶农们纷纷仿效，尽管他们并不知道自己破坏掉的究竟是什么。刚开始只有阿尔卑斯地区的人知道这种方法，直到1898年，一位名叫欧文·斯考克（Erwin Zschokke）的苏黎世兽医学教授第一次在学术期刊上记载了这种方法，并且发现了方法背后的原理，事实上奶农破坏掉的是奶牛卵巢里的黄体。

1916年，两位威尼斯生物学家将斯考克的研究又推进了一步，通过实验证明了从母鼠体内取出的卵巢黄体会抑制动物排卵，有避孕的作用。后来的实验证实，取出的卵巢黄体中的有效成分是一种叫作黄体酮的类固醇激素。当时，科学家做这些研究的目的纯粹是因为兴趣，只是渴望破解关于生育的谜题，并没有想过有什么实际应用价值。没人想过黄体酮有什么实际应用，更不用说制成口服避孕药了。但斯考克教授的论文却引发了跨国、跨时期、跨学科的药学合作，只不过煞费苦心却未被认可。

关于卵巢黄体的研究证实了黄体酮在女性繁殖系统中扮演着重要角色，全球的生物学家都开始研究这种类固醇激素。但他们却遇到了一个棘手的问题：在合成化学领域，不存在以较低的成本生产黄体酮的现成方法，现有的方法成本很高、产量很低。黄体酮的产量根本无法满足生物学家的研究需求，大部分研究团队都无法负担高昂的黄体酮研发费用。在20世纪20年代到30年代，化学界的一大未解谜题就是如何以较低的成本合成黄体酮，这一谜题引起了一位离经叛道的化学家的兴趣。

美国作家库尔特·冯内古特（Kurt Vonnegut）的科幻小学《猫的摇篮》（*Cat's Cradle*）讲述了诺贝尔物理学奖获得者菲利克斯·霍因涅克（Felix Hoenikker）的故事。霍因涅克对科研的热忱完全出于好奇心，与功名利禄无关。某天有个人问他无聊的时候喜欢玩什么游戏，他回答："世界上有那么多真实的游戏，我为什么要浪费时间去玩人造的游戏"？在小说中，政府将虚构的霍因涅克招入麾下，让他参与曼哈顿计划，研发原子弹。但他中途却突然不干了，曼哈顿计划的负责人匆忙赶到霍因涅克的实验室去了解原委，却发现他的实验室里堆满了鱼缸和乌龟。霍因涅克的科研兴趣完全转变了，从原子弹转向了乌龟："为什么乌龟会缩脖子，它们的脊柱究竟是会弯曲还是收缩？"

曼哈顿计划的负责人异常愤怒，他们问霍因涅克的女儿应该怎么办，她告诉他们不要着急，解决办法很简单。她的父亲只研究眼前感兴趣的事，只要把乌龟都搬走，放满与原子弹研究相关的材料就可以了。负责人听取了她的意见，第二天霍因涅克回到办公室后，发现没什么更有趣的事值得研究，只能重新投入原子弹的研究中，最终设计出了第一枚原子弹。虚构的菲利克斯·霍因涅克在现实中的原型就是罗素·马克（Russel Marker）。

一位著名化学家曾开玩笑说，"罗素·马克身上发生的故事比任何一个化学家都要多，正是他的故事让我们这个行业更有凝聚力"。1925年，马克在马里兰大学化学系研究生院做了一年研究后，他的导师对他在实验室的杰出表现印象深刻，他宣布马克已经达到获得博士学位的要求，只要再上一些学校规定的其他课程就能轻松拿到学位，但马克拒绝了。他的导师非常震惊，警告说如果他不好好上课、拿不到学位的话，"就只能去当尿液分析师了"。马克表示无所谓，他从研究生院退学了，在美国乙基公司找了份研究工作，乙基公司是一家专业生产碳氢化合物的化工厂。

乙基公司正在着手解决一个难题，马克对此很感兴趣：在比较不同汽车的引擎的效能时，如何判断效能的高低到底是由于引擎的设计还是汽油的质量导致的。这个问题之所以难解是因为汽油的种类繁多，汽油并不是单一的分子，甚至不是单一的化合物，而是由几千种碳氢化合物分子混合而成的。如果某个引擎性能特别差，到底是因为引擎的设计有问题还是因为使用的汽油质量比较差呢？

马克在任职的第一年里就解决了这个问题。他发明了一种汽油的标准化评分方法，这个方法不用判别汽油的分子组成，而是根据能不能爆炸来判断汽油质量的高低，即把汽油的爆炸属性与"完全爆炸物"（异辛烷，100 分）和"非爆照物"（庚烷，0 分）进行比较。如今加油站依然在使用这套汽油评分标准。

尽管任职的第一年就获得了巨大成功，但他很快就对碳氢化合物失去了兴趣，只在公司工作了两年就辞职了，接着他去了著名的洛克菲勒研究所开展研究工作。在接下来的六年里，在一位实验室技术员的协助下，他开始钻研与碳氢化合物完全不同的领域，发表了 32 篇关于光纤化学的论文，好几篇成为该领域的经典之作。但没过多久，他又对新领域产生了兴趣，老板对此很不满意。之后马克曾解释说，"列文让我一直做旋光度的研究，但我想尝试新的领域"。他又换了份工作，这次去了宾夕法尼亚州立大学当化学研究员，研究黄体酮的合成。

马克知道黄体酮合成是当时化学领域的一大未解难题，他从 1936 年开始着手研究大规模生产黄体酮的技术，他的方法与其他人截然不同，而且非常简单。类固醇的分子很大，因此比较难合成。合成一个大分子，事实上就是不断拼接的过程：先从一个小分子开始，然后一个分子一个分子地往上拼接，就像在玩"万能工匠"拼装游戏。但在拼接的过程中，分子很容易拼错位置，不得不重新开始拼。总的来说，分子越大就越难合成。合成一个小分子（比如阿司匹林）就如同做一份意大利通心粉那么简单，但合成一个更大的分子就如同做一桌满汉全席。

但马克颠覆了整个过程，他不是通过做加法来合成类固醇，而是做减法。他决定用一个比类固醇更大的分子，然后把不需要的部分去掉（用化学术语来说，这个过程叫降解，而非合成）。他需要找到一种比类固醇更大的分子。

他最终决定使用植物甾醇，一种与类固醇相似的大分子，它存在于植物中而非动物体内。马克使用的分子叫薯蓣皂苷元，是在菝葜根中找到的一种植物甾醇，通过降解薯蓣皂苷元得到黄体酮的实验非常成功，但马克还需验证这种方法是否适合大规模生产。如此一来，马克就需要大量薯蓣皂苷元，这又是一个新问题。

菝葜根中的薯蓣皂苷元含量并不是很高，无法满足工业化生产的需求，马克需要寻找其他富含植物甾醇的植物。他知道在美国西南部有几种植物根茎粗壮，富含植物甾醇，于是就如同400多年前的瓦莱里乌斯·科尔都斯那样踏上了植物探寻之旅。1940年，他来到了得克萨斯州和亚利桑那州的炎热荒地，尝试了一种又一种根茎，但没找到一种能够产生足量植物甾醇的。

然后他继续往南走，穿过格兰德河进入墨西哥，在韦拉克鲁斯终于发现了一种叫作菊叶薯蓣的植物，这种黄色植物的根茎非常大，需要手推车才能搬动。马克摘了一只重达50磅的菊叶薯蓣，贿赂了美国海关官员才得以把这种禁止入境的植物带进美国。回到宾夕法尼亚后，他使用降解法成功提取了黄体酮，而且产量足以用于工业化生产。

马克找了几家制药公司推销降解法，希望与其中一家合作以实现黄体酮的量产，但会谈进展并不顺利，马克的推销能力欠佳，说着说着就开始大谈特谈非常复杂的技术问题。更糟糕的是，制药公司高管本来就对闻所未闻的降解法持怀疑态度，当他们得知这个方法需要从一个几乎被战火毁灭的第三世界国家运送植物时，就更加难以置信了。

菊叶薯蓣只能在墨西哥温暖、干燥的环境中生长，当时墨西哥贫穷落后、混乱不堪，反美仇富情绪高涨，所有制药公司都认为根本不可能从这样一个国家安全地运送大批量菊叶薯蓣回国。马克找到的所有制药公司都拒绝了他。

对此，马克采取了一贯的做法：辞职，并在墨西哥城的一个小屋里创建了自己的实验室。既然制药公司不愿意与他合作，他只能自己生产了。他雇了一群墨西哥工人挖了十吨菊叶薯蓣，装了满满一辆大卡车。单独工作了两个月后，马克得到了三千克黄体酮，可能比当时通过合成方法获得的所有黄体酮还要多。黄体酮的每克售价为 80 美元（相当于 2016 年的 1 000 美元每克），马克生产出了价值高达 300 万美元的黄体酮，而且是一次就成功了，可以说他找到了一种点"薯"成金的办法。

但他仍然需要与制药公司合作来分销黄体酮。他不愿意跟拒绝过他的美国制药公司合作，但又没跟墨西哥制药公司接触过，而且只会说几句简单的西班牙语。但他并没有放弃，在城市电话簿上一一查找，终于找到一家名叫 Laboratorios Hormona 的小型制药公司。

这家制药公司的老板是德国和匈牙利犹太人，为了逃离 20 世纪30年代席卷欧洲的反犹风潮逃到了墨西哥。他们与马克合作共同创建了一家名叫辛太克斯的新公司，专门用降解法生产黄体酮。但只过了短短两年时间，马克又故技重演，卖掉了公司所有股份，离开了墨西哥，甚至放弃了科学研究。他跟化学领域的所有朋友和同事都断了联系，消失在众人的视野中，全心全意钻研一项全新的爱好：18世纪的银器。这一次，他坚持到了最后，直到生命的尽头，他还在研究洛可可风格的银器。

马克就如同冯内古特笔下的虚构人物霍因涅克，他做研究从来不是为了财富和名利，只不过是对大自然的游戏非常感兴趣。尽管他行事风格乖张，但他留下的成就让其他科学家难以望其项背：量化生产的黄体酮的全新方法。

辛太克斯的成功促使几家美国公司终于接受了马克的新方法，到了20世纪50年代早期，市场上有200多种不同的黄体酮化合物，在全球范围内掀起了一股女性生育领域的研究热潮。其中一家实验室位于马萨诸塞州的坎布里奇，实验室的负责人是一位犹太人，名叫格利戈里·平卡斯（Gregory Pincus）。

19世纪早期，一大群受过高等教育的富有的德裔犹太人移民到美国，他们很快融入美国文化，成为纽约银行家、拥有奴隶的农场主、妓院老鸨以及打击印第安人的骑兵。但下一波犹太移民的情况却截然不同，他们于19世纪末从东欧到达美国，却与美国社会格格不入，大部分人都住在市中心犹太人聚集区，比如曼哈顿下东区。

早已融入美国社会的早期犹太移民对新来的移民非常关心，开展了很多慈善活动，试图帮助他们更好地适应美国社会，其中最著名的是赫希基金。犹太慈善家莫里斯·赫希（Maurice de Hirsch）很欣赏明尼苏达州的挪威移民，挪威移民很快成为种植小麦的农民。赫希由此想到，让犹太移民成为农民是让他们成为美国人的最佳方式，于是赫希基金会致力于帮助犹太移民在新泽西州养鸡。

1891年，在赫希基金的资助下，新泽西州的伍德拜恩镇成为东欧犹太移民的定居点，基金会出钱帮助移民购买农田、接受培训。但赫希并没有实现自己的愿景，包括挪威人在内的大部分欧洲移民在来美国之前就是农民，拥有丰富的农耕经验，但大部分犹太人在来美国前从事的是商业和贸易活动，他们并不具备任何农业知识，却拥有丰富的宗教研究经验，总是习惯于用宗教思维来分析日常生活。

犹太移民同样将宗教研究的热情带到了伍德拜恩镇，他们对家禽进行了细致入微的观察，观察他们是如何生活、如何下蛋的，思考怎样才能提升母鸡的产蛋量。犹太人在到美国之前就喜欢创建犹太学校用来专门研究宗教教义，他们把这个习惯也带到了美国，于1894年在伍德拜恩镇创建了赫希农学院，专门研究鸡的奥秘。如果犹太人注定要成为农民的话，他们也是富有学者精神的农民。

格利戈里·平卡斯于1903年出生于伍德拜恩镇，是第一代在伍德拜恩镇长大的犹太人。他有两位叔叔在赫希农学院任教，在叔叔的耳濡目染下，他在很小的时候就认为人类是有可能操控、改进大自然的生物规律的。勤奋刻苦的平卡斯在获得哈佛大学的博士学位后，成为哈佛大学普通生理学的助教，后来又成为克拉克大学实验生物学教授，他在那里成立了伍斯特实验生物学基金会，并开始使用黄体酮研究一个他所谓的"重大问题"："为什么卵子会开始发育？是什么促使卵子继续发育？"

尽管赫希的愿景看似在平卡斯身上得以实现，但其实并没有，平卡斯在学术界依然是个局外人。在20世纪10年代到40年代间，大学有名额限制制度，常春藤大学录取的犹太人人数有上限规定，平卡斯的长相和口音与盎格鲁撒克逊裔同事完全不同，他的外国人长相甚至导致了一起完全改变其职业生涯的丑闻。

在克拉克大学，平卡斯开始研究家兔的卵子，但很快就发现很难精确控制兔子的受精过程。他不禁开始思考卵子的受精是否一定要发生在兔子体内，体外受精是否可行呢？经过几年的实验，他终于成功地在培养皿中对兔子的卵子完成了受精，这是史上第一例哺乳动物体外受精的成功案例。

尽管平卡斯本人对研究成果很低调，但媒体却没有放过他，对他进行冷嘲热讽，讽刺其为当代的科学怪人弗兰肯斯坦，能够创造出"没有爸爸的兔子"。平卡斯的长相让人们对这一说法深信不疑：乱蓬蓬的头发、弯曲的眉毛、深色不羁的眼睛，看上去就跟电影《大都会》（*Metropolis*）里那个打造机器人的疯狂科学家一模一样。有个记者问他是否打算在试管里创造人类，其实他回答的是，"我不打算在实验室里创造人类"，但报纸却漏印了"不"字，这更是让他臭名昭著。

终其一生，平卡斯都饱受亵渎神明的指责的困扰，他的犹太人长相更是加剧了其悲惨遭遇。尽管平卡斯已经想尽办法远离公众舆论，但媒体对其名誉造成的伤害已无法弥补，他无法为自己的研究筹集到足够的资金，他甚至需要亲自打扫实验室卫生才能勉强维持其运作。在名声受损、孤立无援的处境下，他不知道如何才能获得资助以继续之前的研究。直到遇见玛格丽特·桑格，他才重新燃起希望。

桑格出生于纽约一个工人阶级爱尔兰天主教家庭，在1879年，"爱尔兰天主教"家庭就意味着家庭成员非常多。桑格的母亲生了11个孩子，经历了7次流产，在50岁时去世，桑格认为母亲早逝的原因就是如此多的孕产经历。在母亲的棺材前，她指着自己的父亲哭喊道："都是你害的，她生了太多孩子！"

桑格是曼哈顿下东区的一名护士，这份工作更加剧了她对毫无节制的怀孕的痛恨。桑格照顾的病人大多是贫穷的女性移民，她们怀孕了但又无法自己养活孩子，只能去黑诊所花5美元做流产手术，手术失败后才不得不去医院。桑格非常希望能有一种便宜、便捷、可靠的方式来帮助妇女避孕，但自从1842年发明女性用子宫帽，1869年发明避孕套后，在避孕领域并没有出现任何新措施。1914年，桑格发明了一个新词"节育"，并给妇女发放宣传册和子宫帽，她的这一举动违反了联邦法。

1873 年通过的反淫秽康斯托克法禁止在美国传播避孕信息，还有 30 个州明令禁止给人们分发避孕用具。"一战"期间，盟军中只有美国没有给士兵分发避孕套，毫无意外，美国士兵患上性病的比例最高。

桑格由于邮寄子宫帽触犯了康斯托克法而在 1915 年被起诉，在 1916 年由于在纽约开设全美第一家节育诊所而再次被捕，但桑格仍然不放弃。1921 年，她成立了美国节育联盟，成为计划生育的先驱。接下来的 30 年里，她不遗余力地提升公众的节育意识，并向妇女分发子宫帽。当时桑格非常渴望能有一种避孕药给妇女服用，就像服用阿司匹林那样简单。

但桑格不是科学家，她不知道生育的原理，不知道如何研发新药，甚至不知道制药行业是如何运作的。尽管并不清楚发明避孕药的可能性有多大，但她多次找到制药公司，希望他们能够研发避孕药，但每次都被制药公司拒绝，因为康斯托克法的存在，也因为制药公司担心避孕药会被天主教抵制。一位制药公司高管还反问她："妇女难道愿意每天吃一片药就为了避孕吗？"

尽管对于避孕药的热情依旧，但到了 1951 年，已经 70 多岁的桑格不得不放弃。她拜访了很多家制药公司，有些甚至是反复拜访，但没有一家公司愿意采纳她的建议，她依然不清楚生产避孕药在科学上是否可能。意识到自己已经没有多少时间了，她决定改变策略，说服一位科学家自行研发避孕药，不依靠任何制药公司。

如果桑格稍微有点儿药物研发常识的话，就会知道在 20 世纪 50 年代，要让科学家在大学里研发新药几乎是不可能的，美国食品药品监督管理局成立后，药物研发的费用非常高，即使是资金最为雄厚的大学实验室也不可能负担得起。但桑格并不知道这一点，她开始搜寻潜在的合作对象，这位科学家必须在女性生殖研究领域有所建树，他还必须身处绝境、愿意放手一搏，去听取一位 70 多岁的女权运动者的建议，研发这种充满争议，甚至可能违法的药物。桑格终于找到了符合所有这些条件的人，他就是格利戈里·平卡斯。

尽管桑格没有能力去评估平卡斯的学术水平，但他之前在体外受精领域所取得的成绩让桑格相信他具备研发避孕药的能力。桑格邀请平卡斯参加了计划生育联合会负责人举办的晚宴，晚宴结束时，桑格帮平卡斯获得了一笔资金，让他得以继续开展动物繁殖研究，同时也问他是否愿意研发口服避孕药。平卡斯向她保证，他可以研发避孕药，但是需要大笔资金。

美国商人金·吉列（King Gillette）常被认为是一次性安全剃刀的发明者，但实际上他只是有这个想法，然后说服了冶金学家威廉·埃默里·尼克森（William Emery Nickerson）把他的想法变成了现实。当时人们不知道如何将钢片磨得锋利，在吉列的资金资助下，尼克森解决了这个工程难题。桑格与平卡斯的合作关系就和吉列与尼克森类似，桑格只是有一个初步的想法，但不知道如何实现。于是她找到了平卡斯，并且给他提供资金帮助。资金来源于桑格的好友凯瑟琳·德克斯特·麦考密克（Katharine Dexter McCormick）。

麦考密克的人生就如同小说般跌宕起伏。她出生于一个芝加哥贵族家庭，家族渊源可以追溯到"五月花号"（Mayflower）。她在大学学习生物专业，并成为第一个从麻省理工学院毕业的女性。她嫁给了万国收割机公司的继承人斯坦利·麦考密克（Stanley McCormick），但很快她的人生就开始急转直下。她的丈夫20多岁就患上了精神分裂症，很快就疯了。

麦考密克认为精神分裂症会遗传，因此发誓终生不要孩子。麦考密克就是这样一位女性：年轻、聪明、美丽，拥有无尽的财富和发疯的丈夫，但没有孩子。她需要某些东西来填补空虚的心灵，因此将目光转向了当时最流行的社会运动，妇女选举权运动。

麦考密克全身心投入妇女选举权运动中，成为妇女选民联盟的副主席，为妇女期刊提供资金资助，组织各类活动，最终促使国会通过了宪法第19条修正案，妇女正式获得选举权。1917年，当麦考密克在为妇女权利积极奔走时，她在波士顿倾听了另一位女性的一场讲座，这位女性给她留下了深刻印象。从两人一开始认识，桑格就对麦考密克产生了巨大影响，桑格第一次告诉麦考密克关于口服避孕药的梦想时，这位女继承人对此深信不疑。

麦考密克从麻省理工学院毕业，成为一名生物学家，她相信生物化学的力量。宪法第19条修正案获批后，桑格对避孕药的热情再一次给麦考密克的生活注入了新的意义和目标。麦考密克经常偷偷将子宫帽走私进美国，助桑格的诊所一臂之力。尽管麦考密克拥有巨额财富，却无法资助避孕药的研究。她的丈夫精神状况越来越差，她与丈夫的原生家庭因为财产问题陷入了诉讼战中，麦考密克不得不将慈善活动的方向转向公公婆婆认可的领域，比如对精神分裂症的研究。

当她的丈夫于 1947 年去世后，一切都发生了改变。根据丈夫的遗嘱，她对丈夫 3 500 万美元的财产拥有全部控制权（相当于今天的 3.5 亿美元），她成了不折不扣的大富豪。已经 72 岁高龄的麦考密克终于能够把钱花在自己想花的地方——口服避孕药的研究。

桑格最初建议麦考密克同时资助全球多个研究机构的研究，但麦考密克担心资金太分散不利于研究。她想要的是一定能生产出避孕药的实际方法，而不是充满不确定性的基础研究。毕竟，她已经等了那么多年了，想在有生之年看到口服避孕药的诞生。

1953 年 6 月 8 日，桑格带麦考密克去了位于马萨诸塞州的克拉克大学，也就是平卡斯工作的地方。平卡斯带两位七旬老人参观了自己的实验室，参观花不了多长时间，因为实验室很简陋。但麦考密克还是被桑格的热情以及平卡斯的信心打动了。"我相信你就是那个能帮我们实现梦想的人"，麦考密克立刻给平卡斯开了一张 40 000 美元的支票（相当于今天的 35 万美元），超过了美国国家科学基金会总预算的 1%。平卡斯的实验室原本已经入不敷出，但收到那笔钱后却比很多顶级生物实验室还要有钱。

这位丑闻缠身、不被主流学术界接纳的犹太人就这样与两位老年妇女结成了联盟，其中一位非常富有，另一位家境平平，但两位妇女显然都不具备判断能力，并不确定他是否真的能研发出口服避孕药。但三个人有一个共同点，那就是所做的事情充满了争议，不被公众理解。这个久经沙场的怪异组合已经意识到他们即将踏上另一个战场。

平卡斯向桑格解释道，他们的目标是研发出口服黄体酮。自从欧文·斯考克在学术期刊上发表了关于奶牛繁殖的论文后，科学家展开的研究已经证明将黄体酮注射入雌性动物体内能够抑制其排卵。但口服黄体酮没有任何效果，因为身体无法从消化道系统中获取激素。尽管理论上有可能将注射药物转化成口服药物，但动物口服和人类口服的吸收过程是不同的。想要知道口服避孕药究竟有没有效果的唯一办法就是进行人体试验。

在 20 世纪 60 年代，除非制药公司已经确定口服版本的药物是有效的，否则根本不会去生产那种药物，因为将药物从注射版本转化为口服版本需要花费大笔资金。我在施贵宝工作时，一种叫氨曲南的注射版抗生素已经获得美国食品药品监督管理局批准，施贵宝又研发出该药的口服版本，但口服版本要获得美国食品药品监督管理局批准就需要进行大量临床试验，耗时耗力耗钱，而且试验的结果很可能并不尽如人意。那有没有什么办法在开展临床试验之前就知道该药的效果呢？办法是有的，我自己吃了这种未经测试的口服版本药。

还有几位勇敢的同事和我一起当了一次小白鼠，在某个早晨将这种药吞了下去，等了一段时间后，将尿液排在杯子里以供测试。当天下午，测试结果出来了，药物是有效的！身体成功吸收了这种药物，这就意味着施贵宝可以继续开展临床试验，不会白白浪费钱。然而，当天傍晚我在家开始庆祝时，却突然开始腹泻。我当时特别希望这种药能获得成功，因此根本没想到腹泻就是服用了氨曲南导致的，反而开始回忆中午吃了什么，并说服自己一定是因为中午吃了变质的鸡蛋沙拉才会拉肚子。很快我就把这个插曲给忘了，直到临床试验正式开始，好多位试验对象都出现了腹泻的症状。显然，口服版本的氨曲南没有获得美国食品药品监督管理局批准。

平卡斯为了寻找口服版本的黄体酮，开始在兔子身上进行测试。当时市场上有 200 多种可以商业化生产的黄体酮化合物，用的都是马克的降解法，平卡斯把每一种都喂给了实验室里的兔子，其中有三种能够有效避孕，而且没有明显的副作用。这就够了，他可以对这三种药进行人体测试。

现在还有最后一道不小的障碍需要跨越。根据联邦法律，只有诊所医生才能开展人体药物测试，平卡斯需要找到愿意蹚这趟浑水的合作伙伴，因为这个项目不但充满争议，而且严格来说还违反了州和联邦的反堕胎法。平卡斯一定迷茫过，要找到这样一位医生可能比获得四万美元赞助还要困难。

约翰·洛克（John Rock）医生的办公室墙上总是挂着银色十字架，这位天主教徒每天早上七点都会去布鲁克莱恩的圣玛丽教堂参加弥撒，有时候也会去圣灵成孕教堂。他待人彬彬有礼，在哈佛医学院给病人看病时总会为病人开门，总会用尊称来称呼病人。他在哈佛大学教授了30多年产科学课程，他觉得病人所遭受的最痛苦的折磨都来自意外怀孕。

洛克见过惨不忍睹的子宫、早衰、极度贫穷，都是因为女性生了太多孩子。尽管洛克本人是坚定的保守派，早期甚至反对哈佛大学录取女性，但对节育的想法却在慢慢改变。尽管天主教坚决反对避孕，但洛克相信节育可以改善经济状况，并且能够避免由于反复怀孕而带来的健康问题。他觉得基督一定会赞同节育这件事。

20世纪40年代，洛克在哈佛的课堂上开始教授关于避孕的课程，这在当时是闻所未闻的。他觉得只要人们了解了避孕的逻辑和事实，就会接受避孕这个概念，他还出版了一本关于避孕的书，想改变人们对避孕的态度，但并没有成功。不过他的书却引起了克拉克大学一位犹太生物学家的注意。

平卡斯在完成兔子试验后，与洛克偶遇，两人是哈佛旧识，在一次医学会议上就认识了。从洛克的书中，平卡斯了解了洛克对节育观念的转变，就问他是不是有可能将口服黄体酮作为避孕药，以此试探他的态度，看他是否愿意开展临床试验。让平卡斯震惊的是，洛克居然告诉他自己已经在病人身上测试黄体酮了，但不是在不孕的妇女身上。

平卡斯给兔子服用黄体酮是为了直接抑制兔子排卵，洛克给不孕妇女服用黄体酮却是为了间接促使她们排卵。乍一听，洛克的方法让平卡斯觉得不可思议。洛克每天给妇女注射黄体酮，注射几个月，药物的抑制作用能让卵巢得到休息，不用承受排卵的"压力"。一旦停止注射黄体酮，妇女的生殖器官会经历有力的"反弹"，让她们更容易受孕。洛克的直觉是对的。

洛克给 80 位妇女进行了黄体酮治疗，其中 13 位在疗程结束的四个月内怀上了孩子，这在当时已经算非常成功了。这一疗法被称为"洛克反弹"。但对平卡斯来说，真正令人震惊的消息是洛克已经开始进行黄体酮人体试验了。

洛克已经 68 岁了，大部分医生到了那个年纪都会追求平平淡淡地退休，不会再去涉足充满争议的研究领域。平卡斯怀疑洛克可能不太愿意参加口服避孕药的临床试验，但洛克最终同意参加。

平卡斯觉得洛克是开展临床试验的绝佳人选。平卡斯本人已经饱受负面报道的困扰，口服避孕药的临床试验一旦公开，必然会带来很多争议，他希望洛克的威望、英俊的长相、坚定的天主教信仰能够平息部分争议。洛克却很有信心，他相信教皇一定会批准基于黄体酮的口服避孕药，毕竟黄体酮是人体本身就有的避孕激素，应该可以被用来节育，教皇肯定也不会反对帮助贫穷的妇女节育。

平卡斯担心的不仅仅是社会舆论。当时康斯托克法依然有效，马萨诸塞州也有严格立法禁止发放避孕用具。洛克和平卡斯找到了一个办法来避开法律的约束。他们利用洛克已经在不孕妇女身上进行的研究，以"生育研究"而不是"节育研究"为名来开展临床试验。尽管他们掩藏了试验的真实目的，但这次试验依然具有历史意义，是人类首次服用口服避孕药。

1954 年，洛克找到了 50 位志愿者参加测试，交给她们平卡斯在兔子身上测试成功的三种黄体酮[1]。平卡斯每个月都会检查这些志愿者是否排卵，结果没有发现任何排卵现象。同时，另一组人在不知情的情况下也服用了黄体酮避孕药，用现在的标准看当然非常不道德，但在当时是很正常的。伍斯特州立精神病院的 12 位女性和 16 位男性病人服用了黄体酮，以测试药物是否安全，是否会产生副作用。幸运的是，这 28 位精神病患者都没有出现异常。

平卡斯和洛克异常兴奋。但还有一个关键问题急需解决，尽管避孕药不会产生明显的副作用，但平卡斯和洛克担心这种激素会破坏女性的生殖系统。一旦停药后，女性还能怀孕吗？答案是可以的，口服避孕药的效果是暂时的，并不会导致终身不孕。

在波士顿的临床试验成功后，洛克和平卡斯确信他们确实研发出了有效的口服避孕药。平卡斯和洛克在三种黄体酮化合物中选了异炔诺酮作为后续研发的基础，因为根据动物测试结果，异炔诺酮是最不可能出现副作用的。但要让异炔诺酮上市销售就必须获得美国食品药品监督管理局批准，要获得美国食品药品监督管理局批准就必须开展更为全面的人体测试。但进行避孕测试不仅违法而且还与宗教信仰相违背，如何才能进一步推进测试呢？

平卡斯想找一块在法律管辖范围之外的地方，于是在 1951 年他拜访了波多黎各。波多黎各是美国领土，人口密集，也是北美最贫穷的地方之一，当地政府官员非常支持避孕措施。当时很多美国公司都在波多黎各开工厂，妇女也能找到薪酬不错的工作，当然是在妇女能够有效避孕的情况下。而且岛上 67 家诊所已经在为妇女提供非药物类的避孕工具。

1956 年 4 月，平卡斯和洛克在波多黎各东北部城市里约彼德拉斯的一家诊所开始进行测试。当公众得知这家诊所提供避孕药时，要求当志愿者的妇女将诊所挤得水泄不通。平卡斯和洛克深受鼓舞，又将测试范围扩大到其他诊所。经过一年测试，结果显示只要正确服用药物，避孕效果为 100%。平卡斯和洛克非常高兴。

然而，测试结果也并非尽善尽美。有 17% 的妇女反应出现了恶心、眩晕、头痛、胃痛、呕吐等症状。事实上，波多黎各负责测试的官员警告平卡斯，10 毫克剂量的黄体酮会导致"太多副作用，没法在公众中进行推广"。洛克和平卡斯对此警告置之不理。这种态度在药物研发人员当中是非常普遍的，毕竟他们离成功仅差一步之遥了，不想功亏一篑，他们坚信这些妇女反映的副作用都是出于心理作用，毕竟在波士顿做测试时，副作用发生的概率要低得多。平卡斯和洛克都觉得，与避孕药的伟大功效相比，这些副作用微不足道。

于是，一位名誉受损的生物学家和一位象牙塔理想主义者携手合作，在得不到制药公司和学术界任何支持的情况下，避开了联邦和各州律法，在一块美国离岸领土上开展了人体测试，并且对可能产生的副作用置之不理，不过他们的确证明了便宜又可靠的口服避孕药的确是存在的。现在他们要做的就是大规模生产这种可能并不太安全的药物，然后向妇女售卖。世界上只有一种机构能够大规模生产、销售药物，那就是大型制药公司。

平卡斯在 20 世纪 50 年代早期第一次与西尔列制药公司洽谈时，西尔列一口回绝了平卡斯的资助请求。当时，很多制药公司由于研发出了几种神药而赚得盆满钵满，包括抗生素、精神治疗药物和糖皮质激素，糖皮质激素是最新研发的一类药物，氢化可的松就属于这类药物，拥有惊人的消炎效果。糖皮质激素几乎包治百病，从皮疹到自身免疫性疾病都能治疗，因此销量惊人。在这种情况下，西尔列根本不会考虑冒险去生产一种可能会引起天主教抵制的药物，西尔列的高管认为一旦发生抵制，西尔列将失去四分之一的员工和相当一部分医院业务。

而且，除了法律和宗教风险外，西尔列高管还认为口服避孕药根本没有销路。男性高管一致认为健康的妇女根本不会愿意服用这种既不能治病也不能防病的药物，更何况每天都要服用。然而，当平卡斯和洛克从波多黎各带回测试结果后，西尔列却改变了看法。

尽管平卡斯和洛克一厢情愿地认为是他们的测试数据改变了西尔列的看法，其实是因为平卡斯和洛克并不知道的原因。西尔列已经在向妇女推销黄体酮，用于治疗各种妇科疾病。但让西尔列高管惊讶的是，很多妇女居然将黄体酮当作临时避孕手段，西尔列从来没推销过黄体酮的避孕功效，而且美国食品药品监督管理局也没有批准。这也就是为什么当平卡斯和洛克拿着能够提交给美国食品药品监督管理局的人体测试数据来拜访时，西尔列会改变看法。

西尔列做出了历史性的决定，同意生产史上第一种口服避孕药。幸运的是，西尔列并没有刻意忽略波多黎各测试中出现的各种副作用，西尔列对此非常重视，改变了黄体酮化合物的组成，以降低副作用发生的概率。最终的成品是一颗白色小药片，与阿司匹林的大小和重量差不多。桑格高兴坏了，这位女权主义者终其一生追逐的梦想终于实现了。

西尔列给这种药取的名字叫异炔诺酮－美雌醇片，1961 年 2 月获得美国食品药品监督管理局批准，五个月后开始上市销售，距离平卡斯从麦考密克那里获得第一笔资助已经过去了 7 年，距离马克在墨西哥建立私人实验室已经过去了 14 年。已经 85 岁高龄的麦考密克成为第一批进店购买避孕药的消费者，以此作为庆祝。

口服避孕药开售的两年内，有 120 万美国妇女服用。到 1965 年，这一数字上升到 500 万人。这种原本制药公司避之如蛇蝎的药物成为西尔列销量最好的药物之一，远远超过糖皮质激素。到 60 年代末，共有 7 家制药公司生产口服避孕药，全球有 1 200 万妇女服用。如今避孕药的年销量已达 1.5 亿。

很少有药物能够如此迅速、彻底地改变社会观念。洛克和桑格都将避孕药视为改善公共健康的措施，避免妇女由于过于频繁的怀孕而导致各种疾病。其次是为了改善妇女的财务状况，让她们不会因为多生了一个孩子而陷入经济困境。保守主义者则认为避孕药会鼓励妇女乱交，对社会不利，但事实截然不同。

"不是每个有声带的人都能唱歌剧，也不是每个有子宫的人都想当母亲。"歌莉娅·斯坦尼恩（Gloria Steinem）说，"有了避孕药后，妇女获得了重生。"妇女可以按照自己的时间计划表从事自己喜欢的职业，包括医生、律师和高管。家庭的平均规模快速下降，与家庭收入成反比，显示出受过高等教育的富裕家庭更愿意接受节育这个概念。

避孕药让妇女不用依靠配偶就能避孕，而且跟性生活本身并没有关系。虽然避孕药并不是史上第一种避孕工具——早在6世纪就有医学著作建议女性将猫的睾丸装在试管里戴在腰部，这样就能避孕——避孕药无疑是第一种真正有效的药物。

加州大学历史系教授琳妮·卢西亚诺（Lynne Luciano）对妇女问题很感兴趣，她指出避孕药改变了社会对性的基本看法。"1970年之前，在心理学著作里，性冷淡一直是妇女的一个重大问题。但如今，学术著作中基本上不会再提及性冷淡，取而代之的是勃起功能障碍和早泄。"

但并不是每一方面都发生了变化。洛克作为一个理想主义者，一直坚信口服避孕药与天主教的信仰是兼容的。但教皇并不这么认为，在1968年教皇通谕《人类生命》一文中明令禁止避孕药，并重申天主教的传统教义。天主教的反对并没有让洛克终止自己的研究，他觉得自己首先是一位理想主义者，然后才是天主教徒，后来他索性不再去教堂。尽管教皇明文禁止避孕药，但全球几百万名妇女依然按照自己的意愿服用避孕药，宁愿犯罪也要吞下那粒白色药片。

避孕药并非出自大型制药公司的实验室。故事的开端是瑞士奶农希望加快奶牛的怀孕频率，于是发现了奶牛卵巢的构造奥秘。然后，兽医学教授在期刊中记载了奶农的发现，促使科学家发现黄体酮可以作为抑制排卵的药物。接着，一位个性乖张的化学家出于纯粹的兴趣发现了批量生产黄体酮的方法。后来，两位 70 多岁的女权主义者选了一位臭名昭著的生物学家来帮她们实现发明口服避孕药的梦想。接着，一位虔诚的理想主义天主教妇科医生同意开展史上第一次口服避孕药人体测试。然后，生物学家和妇科医生共同想办法绕开了联邦和州法律，在波多黎各开展大规模试验，而且刻意忽略了药物明显的副作用。他们最终说服一家制药公司生产避孕药，其实该公司原本担心天主教的抵制，但在意外发现妇女服用其他用途的黄体酮药物居然是为了避孕时，最终点头同意生产避孕药。

从这个曲折的过程中就能看出研发新药的困难之处。想象一下如何复制这个过程："我们能像研发避孕药那样研发出治疗秃顶的药物吗？"研发的成功需要才华、勇气、坚韧和运气，但仅仅有这些可能还不够。在这个故事中，大型制药公司显然扮演了阻碍者的角色，平卡斯和桑格接触过的每一家制药公司都拒绝了他们的请求，只有当独立研发团队拿着足以获得美国食品药品监督管理局认可的临床测试记录再次找上门时，一家制药公司才最终改变主意。

　　药物研发历程总是充满了不公平，也毫无理性可言，但仍然大大改善了几千万名妇女的生活。这就是药物研发的本质。

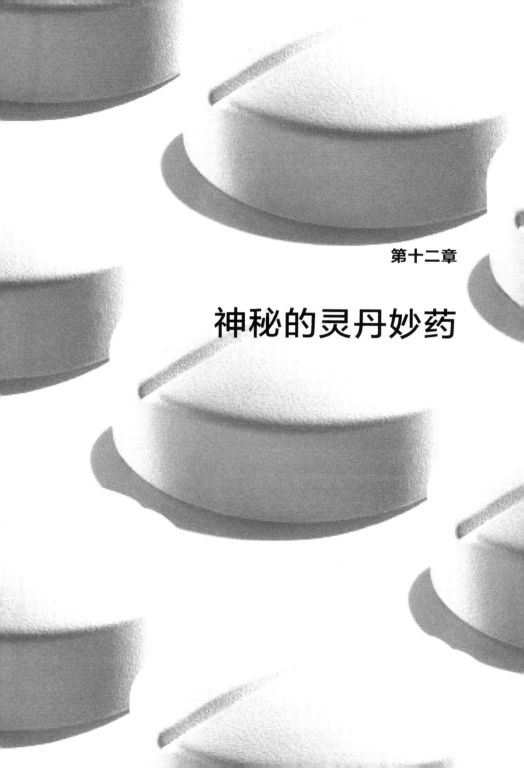

第十二章

神秘的灵丹妙药

"坏想法比发烧和肺痨更能毁灭人
的肉体。"

居伊·德·莫泊桑
（Guy de Maupassant）
《奥尔拉和其他奇幻故事》

关于药物研发的一个基本事实就是：绝大部分重要药物被发现时，研发人员根本不知道药物的作用原理，通常要在几十年之后科学家才能真正搞清楚药物的作用原理。很多情况下，经过几代人的努力，依然无法完全掌握其原理，比如截至2016年，气体麻醉剂（比如氟烷）、莫达非尼（治疗嗜睡的药）和利鲁唑片（治疗肌萎缩性侧索硬化症的药）依然是难解的谜题。不知道药物的作用原理会让医生感到不安，但对药物研发人员来说却未必是坏事。

任何有心人都可能发现具有潜在药用价值的化合物并将其变为药品，即使他们并不知道这背后的生物学原理。在植物时代，人们对药物原理显然一无所知，完全是通过试错来研发药品。在埃尔利希于20世纪早期提出受体学说之前，人们对药物工作原理的猜测五花八门，有些是错误的（比如药物能改变细胞的形状），有些甚至非常可笑（比如要找到与生病的器官形状相似的植物才能治愈疾病）。尽管如此，有时候即使不知道任何原理，只要怀着一腔热情，就能在布满荆棘的研发道路上一往无前。事实上，药物史上第一次关于药物疗效的科学实验完全基于一个错误的假设。

维生素C缺乏病是自古以来就存在的一种可怕的感染。在公元前5世纪，希波克拉底发现维生素C缺乏病的症状包括牙龈出血和全身出血，最终导致死亡。远古时代，维生素C缺乏病并不常见，因为航海距离通常比较短。但到了15世纪，随着欧洲人开启远距离航海征程，维生素C缺乏病开始爆发，原本活蹦乱跳的健康船员在航行中很可能会突然病倒。

有些历史学家认为，在18世纪，英国舰队中死于维生素C缺乏病的人数比法国和西班牙的死亡人数总和还要多。海军准将乔治·安森（George Anson）于1740年9月18日从英格兰出发，率六艘军舰共1 854人开始环游世界，四年后航行结束回到英格兰时，只有188人活了下来。理查德·沃尔特（Richard Walter）是船上的牧师，他详细记载了此次航行的过程，大部分船员都死于维生素C缺乏病，出现的症状包括溃疡、呼吸困难、四肢开裂、皮肤像墨水一样黑、牙齿松动掉落，最可怕的是口腔中会发出腐蚀性的臭味。

维生素C缺乏病还会关闭感官抑制器从而影响神经系统，让患者的触觉、嗅觉和听觉变得异常敏锐。岸上的花香可能会让患者感觉非常痛苦，炮火声甚至会让晚期患者死亡。另外，患者的情感也会变得无法控制，常常因为一点小事就大喊大叫，非常渴望能够回家。

在18世纪，没有人知道维生素C缺乏病的成因，自然也不知道如何预防或治疗这种疾病。医学界猜测维生素C缺乏病是身体的腐化，用酸可以减缓腐化的进程。尽管医学界并不确定酸可以治好维生素C缺乏病，但一位苏格兰医生最终决定展开试验。

詹姆斯·林德（James Lind）在1747年被指派到海峡舰队皇家海军舰艇上当医生。舰艇出发的两个月后，很多船员都得了维生素C缺乏病。于是林德就开始试验，他的方法很简单：将不同的酸用于病人身上，看哪一种效果好。林德将12位生病的船员分为六组，每组两个人，当然用现代标准看，样本量非常小。所有病人的饮食都相同，但不同的组所使用的酸不同，第一组是一夸脱苹果醋（弱酸），第二组是25滴硫酸（当时最推崇的治疗方法），第三组是六勺醋（弱酸），第四组是两只橘子和一只柠檬，第五组是辣面食和大麦茶（辣也是治疗维生素C缺乏病的常用疗法，效果与酸类似），第六组是半品脱海水，第六组服用的是安慰剂，也是临床试验中首次出现对照组。

六天后，林德手头已经没有水果了，因此不得不停止对第四组的测试。但令人惊讶的是，第四组中的一位病人已经可以工作了，另一位则完全康复了。第一组在服用苹果醋后状况也有所改善，但其他组都没有康复的迹象。以今天的标准看，试验的结果很容易理解，我们知道维生素C缺乏病是由于饮食中缺乏维生素C

引起的，缺乏维生素C就无法合成胶原，包括血管在内的结缔组织的强度和韧性都有赖于胶原，如果缺乏足够的胶原，结缔组织就会损坏，就会出现出血、伤口开裂等维生素C缺乏病的症状。橘子和柠檬中维生素C含量很高，苹果醋中也含有维生素C，但其他几组试验品都不含维生素C。在18世纪，蔬菜和水果无法长时间保存，因此船员只能吃熏肉和干的谷物，饮食中缺乏维生素C。

维生素C这种物质在20世纪30年代才被发现，也就是林德开展试验的两个世纪以后。林德在1753年出版《维生素C缺乏病专著》（*Atreatise of the Scurvy*）分享试验结果时，并没有引起医学界的关注。尽管他的试验显示柑橘类水果和苹果醋能有效治疗维生素C缺乏病，但却无法解释背后的原理，医生在不知道原理的情况下并不愿意使用这种新疗法，依然坚持使用之前（没有任何疗效）的酸疗法。但随着时间的推移，越来越多官员和医生意识到林德的结论是正确的，柑橘类水果的确是治疗维生素C缺乏病的良方。越来越多的舰船开始给船员提供柑橘类水果和饮料，大大降低了维生素C缺乏病的发病率。最终在1795年，也就是林德开展试验的40年后，英国海军正式将柠檬和青柠列入标准餐食。又过了十多年，英国海军的供应系统终于能向全球的英国舰船供应足够的柑橘类水果。最受欢迎的是青柠，因为青柠在英国的西印度殖民地产量很高，美国人甚至给英国水手起了个绰号"青柠佬"。

科学家之所以未能发现柑橘类水果中能够治疗维生素C缺乏病的有效成分，是因为没法让动物患上维生素C缺乏病，因此医学界普遍相信维生素C缺乏病是现代人类特有的疾病。既然没法在动物身上开展试验，唯一的测试各种柑橘类水果有效性的办法就是现代人体测试，但谁会愿意为了医学试验而去忍受这种痛苦的疾病呢，更何况是在不一定治得好的情况下。因此科学家对柑橘类水果的工作原理一直知之甚少，直到1907年好运突然降临到两位挪威科学家头上。

亚历克斯·霍尔斯特（Alex Holst）和西奥多·弗勒利希（Theodor Frolich）试图让动物患上脚气病，我们现在知道脚气病是由于缺乏维生素B1引起的。他们只给豚鼠喂食谷物和面粉类食物，希望豚鼠能患上脚气病。令人惊讶的是，豚鼠却患上了维生素C缺乏病。这实在是意外之喜，因为几乎所有哺乳动物体内都能自行合成维生素C，并不需要摄入食物中的维生素C，霍尔斯特和弗勒利希却幸运地遇到了一种与人类一样无法自行合成维生素C的动物。有了动物样本后，几组科学家开始研究柑橘类水果里的有效成分，并于1931年发现己糖醛酸，后来又被重新命名为抗坏血酸，也就是维生素C。又过了25年，科学家才发现维生素C对结缔组织的影响。从林德发现治疗维生素C缺乏病的药物到科学家真正弄明白药物背后的作用原理整整过了两个多世纪。

如今应用最广泛的"神秘"药物可能是治疗精神疾病的药物。一直到20世纪50年代，精神分裂症、抑郁症、躁郁症等精神疾病不但没有任何治疗药物，而且医学界普遍认为这些精神类疾病无药可医[1]，因为这些疾病是由孩童时代的经历导致的。这是西格蒙德·弗洛伊德（Sigmund Freud）精神分析学的主要观点，20世纪早期弗洛伊德的理论在美国具有非常大的影响力。（具有讽刺意味的是，弗洛伊德的理论在欧洲毫无影响力，因为早期绝大部分精神分析师与弗洛伊德一样是犹太人，随着纳粹在德国掌权，犹太精神分析师纷纷逃到美国，精神分析的中心也从奥地利维也纳变成了纽约，就好比天主教罗马教廷从梵蒂冈变成了曼哈顿。）

到1940年，精神分析学派迅速占领了美国精神病学界的各个领域，从大学精神病学系到医院再到美国精神病学会，而且也彻底改变了美国精神病治疗的本质。弗洛伊德逃到美国之前，美国的精神病治疗的主力军是精神病学家，他们倾向于把患有严重精神疾病的人与正常人隔离开，把他们关到精神病院里。但弗洛伊德却认为每个人"多多少少都有点儿精神疾病"，在精神分析师的办公室里舒适地接受松弛疗法就能治好精神病。如此一来，弗洛伊德把精神病治疗从与世隔绝的精神病院搬到了市中心和市郊的办公室里。

精神分析学派认为精神病人只有通过"谈话疗法"才有可能痊愈，也就是通过做梦、自由联想、吐露心声来挖掘孩童时代的经历，他们认为服药对精神疾病没有任何用处，因此为精神类疾病研发药物的想法得不到任何支持。在20世纪50年代，大型制药公司和大学实验室几乎没有任何精神疾病药物的研发项目，也很少有主流医院尝试用药物去改善精神病人的状况。尽管仍有小部分非精神分析学派的医生仍坚持在精神病院里用药物治疗有自杀倾向的严重精神分裂患者，但整个医学界早已默认精神疾病的灵丹妙药是不存在的。在这样的情况下，要研发出精神病药物只能靠错误的假设和狗屎运了，但错误的假设和狗屎运有时又是药物研发不可或缺的因素。

亨利·拉布洛提（Henri Laborit）不是精神病学家，事实上他对他精神病治疗知之甚少。"二战"期间，他在法国海军的地中海中队当外科医生。战争期间，他希望能找到新的药物来辅助手术，他假设如果有一种药物能让病人陷入人工冬眠状态，就能降低术后休克的可能性。根据这个思路，拉布洛提觉得如果药物能降低人体体温，就能让病人进入人工冬眠状态。

拉布洛提在突尼斯的一家法国军事医院工作时，从同事那里拿到了一种新的抗组胺化合物叫作氯丙嗪，据说能降低人的体温。他在手术病人身上试用了这种药，希望能降低术后休克的发生概率，但他发现在给病人打麻醉剂之前，病人的精神状态就发生了很大的变化。氯丙嗪让病人对即将到来的大手术变得漠不关心，这种状态一直持续到手术结束。拉布洛提记载了这一发现，"我让军队的精神病医生来看我做手术，病人原本神经高度紧张、非常焦虑，但在术后变得平静放松"。

拉布洛提发现，氯丙嗪并不会导致人工冬眠，对体温也没有任何影响，但会对病人的心理状态产生意想不到的影响，他不禁想到氯丙嗪可能可以作为治疗精神疾病的药物。1951年拉布洛提回到法国后，他说服一位健康的精神病医生接受氯丙嗪注射，让他描述注射药物后的感受。这位小白鼠医生回答"没什么特别的感受，除了产生一种对事物漠不关心的感觉"。之后，他却突然感到头晕（氯丙嗪有降压的效果）。在这之后，该医院精神病科的负责人禁止其他医生再开展类似实验。

拉布洛提并未感到气馁，他又换了一家医院，试图说服医生给精神病人注射氯丙嗪。医生拒绝了，这并不奇怪，因为大部分精神病医生相信能控制精神分裂的唯一药物就是强有力的镇静剂，而氯丙嗪并不是镇静剂。但拉布洛提仍不放弃，终于说服一位医生进行实验。

1952年1月19日，这位医生将氯丙嗪注射入雅克的静脉中，雅克是一位24岁的精神病患者，异常焦虑、暴躁。药物注射到其体内后，雅克迅速安静下来，这种平静的状态保持了几个小时。雅克每天接受氯丙嗪注射治疗，三周后奇迹发生了，他能够正常地生活了，甚至能平静地打完一局桥牌，这在之前是不可想象的。他恢复得非常好，不久以后医院就让他出院回家了。精神病医生见证了医学史上闻所未闻的奇迹：一种让精神病的症状完全消失的药物，让之前根本不可控的具有暴力倾向的病人重新回归社会。

法国制药公司罗纳普朗克在1952年将氯丙嗪（Chlorpromazine）

推向市场，第二年美国的史克公司也开始在美国销售氯丙嗪，但销量并不好，因为大部分美国精神病医生并不相信药物真的能治好精神病，他们觉得氯丙嗪治标不治本，只不过把症状掩盖起来，几位著名的精神病医生讽刺该药为"精神病界的阿司匹林"。

史克公司对此感到十分震惊，他们销售的是史上第一种能够治疗精神病的灵丹妙药，精神病医生却拒绝使用。史克想到了一个解决办法，他们不再尝试说服医生多开这种药，而是让销售人员直接找州政府，告诉他们如果州立精神病院使用这种药物，就能治愈病人放他们回家，而不用一辈子养着他们，如此一来能大大降低州政府的开支。比起精神病治疗的理念，有几家州立医院更关心自己的收支情况，因此决定试用氯丙嗪。除了情况最为严重的病人，其他病人在接受氯丙嗪治疗后情况都出现了好转，正如史克公司所预言的那样，很多病人都能回家了。

史克公司的收入在之后15年里增长了八倍。到1964年，全球有5000多万人服用氯丙嗪，氯丙嗪很快就成为精神分裂症患者的必用药，那些原本被困在精神病院里了却此生的病人现在都过上了有意义的生活。氯丙嗪的成功也终结了精神分析学派和弗洛伊德对美国精神病学界的统治[2]。既然服用几粒药就能让精神病症状消失，为什么还要花那么多时间躺在沙发上跟精神病医生探讨自己的童年和母亲呢？

今天所使用的所有治疗精神病的药物都是氯丙嗪的变体，包括奥氮平（再普乐）、利培酮和氯氮平。氯丙嗪发明至今已经有60多年了，医药界并没有发现任何比氯丙嗪效果更好的药物，而且直到今天科学家也不知道氯丙嗪的工作原理，但这并不妨碍制药公司纷纷推出氯丙嗪仿制药。

有些制药公司想要复制罗纳普朗克和史克公司的辉煌业绩，于是组建团队试图合成氯丙嗪化合物的变体。瑞士精神病学教授罗兰·库恩（Roland kuhn）对研发精神病新药很感兴趣，于是瑞士制药公司嘉基公司（诺华的前身）的高管给了他一种与氯丙嗪类似的化合物叫作G 22150，让他进行人体试验。试验结果表明这种化合物副作用非常大，不适合用于治疗。在1954年，库恩让嘉基公司再换一种药让他进行尝试。

库恩在苏黎世的一家宾馆见到了嘉基公司负责人，负责人给了他一张表格，上面手绘了40种化学结构供他选择。他选了一种与氯丙嗪结构最为相似的化合物G 22355。事实证明，这是一个重大选择。

库恩回到医院给几十位病人注射了G 22355，但并没有任何效果，你可能觉得库恩会去找嘉基公司要求再换一种化合物，但是库恩并没有这么做，在没有告知嘉基公司的情况下，他给抑郁症病人试用了这种药。

就在几年前，第一种治疗精神分裂的药物刚刚问世，并不是由大型制药公司研发的，而是一位在突尼斯的外科医生无意中发现的，他最初的研发目的只是为了减少术后休克的发生概率。如今在瑞士，这位精神病医生原本的任务是研发一种新的治疗精神分裂的药物，他却决定无视这项任务，另辟蹊径，将对精神分裂无效的药物用在抑郁症病人身上。为什么呢？因为比起精神分裂，他恰好对抑郁症更感兴趣。

即使在远古时代，发疯和抑郁也被视为两种不同的病，发疯是认知的错乱，而抑郁是情感的错乱。无论从医学角度还是药学角度看，都没有理由认为一种治疗精神病的药物的变体能够改善抑郁症患者的情绪。大部分精神病医生都认为抑郁症是因为不可调和的情感冲突导致的，但库恩对抑郁症有自己独特的见解。

传统精神分析学认为抑郁症是由于对父母压抑的愤怒而导致的，但库恩不同意这种看法，因此也不接受精神分析治疗法。他认为抑郁是大脑中某种生物紊乱导致的，既然没人知道氯丙嗪的工作原理，那为什么不能在抑郁症患者身上试一下氯丙嗪的变体呢？

库恩给三位严重抑郁症患者服用了G 22355，几小时后他检查了病人的状况，并没有任何改善。库恩在第二天早上又给他们做了检查，依然没有改善。考虑到氯丙嗪只要几个小时甚至几分钟就能起效，库恩完全有理由放弃试验。但不知道出于什么原因，他依然坚持给三位病人服用G 22355。六天后，也就是1956年1月18日，三位病人中的一位名叫保拉的妇女醒来后告诉护士，她觉得自己已经痊愈了。

库恩很高兴，立刻联系嘉基公司，告诉他们G 22355"治疗抑郁症有明显疗效，病人的情况得到显著改善，不再感觉那么疲劳，压抑感不再那么强烈，心情也有所改善"。换句话说，库恩给了嘉基公司史上第一种治疗抑郁症的灵丹妙药。嘉基公司的高管开香槟庆祝这一成果了吗？没有。他们根本不在乎抑郁症，他们一心只想研发能与氯丙嗪抗衡的治疗精神病的药物。他们命令库恩别再试验G 22355，并将这种药给了另一位医生，让那位医生继续在精神病患者身上进行测试。

库恩试图将研究成果与其他科学家分享。1957年9月，他受邀在第二届世界精神病学大会上发表讲话，向大会展示了G 22355治疗抑郁症的效果。只有十几个人听了他的演讲，没有人提问。弗兰克·欧亚达（Frank Ayd）是美国精神病学家，也是虔诚的天主教徒，他出席了会议并在会后说，"库恩的观点就如同耶稣的观点，当权者是不可能喜欢的。有一种药即将彻底变革情感障碍疾病的治疗方法，我不知道在那间会议室里究竟有没有人为这个消息感到振奋。"

G 22355看似即将被扫进历史的垃圾箱。但一位颇具影响力的嘉基公司股东罗伯特·柏林格尔（Robert Boehringer）恰好向库恩咨询有没有治疗抑郁症的药，因为他的妻子患上了抑郁症，库恩立即推荐了G 22355，柏林格尔的妻子在用药后康复了。柏林格尔看到妻子的变化后，游说嘉基公司营销G 22355。嘉基公司于1958年开始销售G 22355，药名为丙咪嗪。

丙咪嗪成为之后几十种抗抑郁药物的原型，即使在今天，每一种抗抑郁药物的工作原理都与丙咪嗪类似，即对神经递质5–羟色胺产生影响。大名鼎鼎的百忧解也是丙咪嗪的变体。尽管直到今天，我们依然不清楚这些药物究竟是如何改善病人的精神状况的，但对药物引发的生理活动已有基本的认识。氯丙嗪和丙咪嗪比较像杀伤面积大的霰弹枪，而不像旨在精准射击的狙击步枪。氯丙嗪能够激活十几种不同类型的神经受体，其中大部分受体与精神分裂没有关系。据说氯丙嗪之所以能治疗精神分裂症，是因为它阻碍了两到三种多巴胺受体。如果该药对身体产生的作用仅限于此，就会产生无法容忍的副作用，包括运动障碍，即身体不自觉的抖动。但氯丙嗪和其他治疗精神分裂的药物还会阻碍5–羟色胺受体，恰好能够减轻多巴胺受体阻塞造成的运动障碍。这种不寻常的互相作用使氯丙嗪不会产生很大的副作用。

丙咪嗪也会影响大脑中的不同受体，而大部分受体与抑郁并无关系，有一些还会产生不良的副作用。但丙咪嗪（及其他抗抑郁药物）的作用目标之一是5–羟色胺再摄取泵，再摄取泵能够控制神经突触中神经递质5–羟色胺的数量（百忧解和其他类似药物也被称为选择性5–羟色胺再摄取抑制剂）。为什么增加大脑中5–羟色胺的含量能够减轻抑郁呢？我们仍旧不知道。

为什么两种化学构成非常相似的化合物能够治疗两种完全不同的精神疾病呢？有一类神经突触被统称为"生物胺"，包括肾上腺素、去甲肾上腺素和多巴胺等，因为它们都有一种特定的化学结构叫作"乙胺"。这就意味着分子中只要包含乙胺结构就有很高的概率能对大脑产生影响，即使是合成分子也不例外，甚至能产生多重影响。科学家把诸如乙胺的特殊化学结构称为"优势结构"，优势结构能够激活体内的多个受体。

氯丙嗪和丙咪嗪都包含乙胺结构，这就是为什么这两种药能对大脑的神经接收器产生多重影响。亨利·拉布洛提和罗兰·库恩偶然间发现了这两种能改变大脑的药物，而且幸运的是这两种药的副作用都不是很明显。

曾有一句名言，"运气比智慧重要"，药物研发人员只有同时具备运气和智慧才能成功，就如同拉布洛提和库恩。

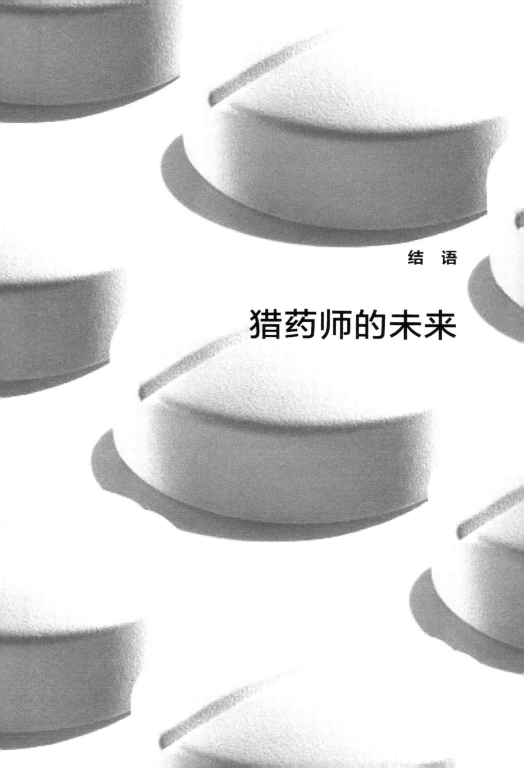

结　语

猎药师的未来

"成功的猎药师需要具备四个因素：
钱、耐心、创造力和运气。"

保罗·埃尔利希
1900年

在 2002 年秋天，通用汽车深知自己陷入了困境。通用汽车曾预言混合动力汽车永远不会受到公众欢迎，消费者喜欢的是通用的大排量 SUV，不会有公司有动力去投资电动汽车。然而晴天霹雳很快到来：丰田汽车推出了油电混合动力汽车普锐斯，很快风靡全球，成为混合动力汽车领域当仁不让的领袖。通用汽车所面临的未来突然发生了天翻地覆的变化，通用汽车显然还没有做好准备。

与许多依靠工程和科学技术的行业一样，在汽车行业，一家公司只要积极奋进，总有机会迎头赶上，再不济也能占有一定的市场份额。通用汽车只需要研发自己的混合动力汽车就能迎头赶上。

于是通用汽车召集了最顶尖的工程师和科学家，命令他们打造一款新车，且必须满足以下两个条件：首先，确保用汽油能开遍全国；其次，确保上下班通勤纯粹靠电，不用汽油。丰田在研发混动车方面有十年左右的领先优势，而通用汽车必须从零开始设计自主品牌的电动车，当时虽然没人认为通用研发的电动车会像普锐斯那样受欢迎，但也没有人质疑通用汽车能研发出电动车，毕竟通用麾下有很多精通技术的工程师，其专业领域涵盖了电池技术、电动引擎、内燃机、底盘设计和汽车设计，他们精通不同汽车部件的生产技术，也了解各种原材料的成本。

所以经过八年的努力，通用的混动车研发团队推出了能同时满足那两个条件的雪佛兰伏特，这当然是一项成就，但也没什么了不起的。毕竟通用汽车是全球最大的汽车生产商，设计一款新车对他们来说是小菜一碟。

最终，雪佛兰福特的销量不是很好，也没有对普锐斯的市场份额造成任何威胁。但从工程学的角度看，销量其实无关紧要。在较短的时间内，通用汽车就将一个初步想法变成了真实的产品，雪佛兰福特实现了最初的全部设想。现在再来思考一下拍电影的过程和设计汽车有多大的区别。

2007 年，迪士尼的导演和制片人杰瑞·布洛克海默（Jerry Bruckheimer）已经拍了三部《加勒比海盗》（*Pirates of the Caribbean*），且部部火爆。制作团队认为已经找到了打造火爆大片的秘方，布洛克海默正打算如法炮制一部新电影，里面囊括了所有必火元素——由《加勒比海盗》原班人马担纲编剧，超自然动作喜剧片，穿插着大手笔炫酷特技和浪漫情节，皆大欢喜的结局，还有约翰尼·德普（Johnny Depp）的夸张演技。迪斯尼也认为这些是火爆大片的必备元素，立马同意投资这部电影。然而结果却不如人意，如法炮制的新电影完全未达到预期的效果，既不能让观众开怀大笑，也无法让他们感受到真正的惊悚与战栗。事实上，《独行侠》（*Lone Ranger*）是过去十多年里最失败的烂片之一。

与雪佛兰福特不同，迪斯尼的新电影是彻头彻尾的失败，因为电影制作是艺术创作的过程，需要瞬间的灵感迸发与不断的试错，并不存在千篇一律的秘方。一个剧本能否成功根本无法预测。

那么药物研发的过程与研发新车型更类似还是与创作电影更类似呢？换句话说，药物研发与科学工程更接近呢还是与艺术创作更接近呢？制药产业诞生至今已有一个半世纪，答案很明显：药物研发（包括抗生素、β 阻断剂、治疗精神疾病的药物、他汀类药物、抗真菌类药物和消炎药）更像是在拍摄下一步《阿凡达》（*Avengers*），而不是设计新车型、新电话、新吸尘器或卫星。

从直觉上判断，我们总是认为诸如胰岛素、百忧解或避孕药之类的重大药物发现是理性的科研结果，就如同雪佛兰福特的研发过程：大型制药企业的高管挖掘出特定的市场需求后，召集顶尖科学家组成科研团队，给他们充裕的资金并制定一系列目标，等着他们研发出理想的药物。事实上，研发仿制药的过程的确是这样的，正如通用汽车艳羡普锐斯的销量，制药公司礼来也很艳羡伟哥的销量，于是召集了一个研发团队研发礼来版本的男性勃起障碍药物，结果研发出了希爱力，占据了一定的市场份额。但希爱力与雪佛兰福特不同，并不是原研药，只是仿制品，就如同林肯领航员是福特远征者的仿制品。希爱力的工作原理与伟哥相同，都是阻碍 PDE5 酶，但礼来并没有研究出如何避免伟哥的副作用（比如脸红、头痛、消化不良、鼻塞和视力下降）。礼来的研发团队只是对伟哥的分子结构做了些微调，避免侵犯辉瑞的知识产权，并且在药效方面与伟哥有所区分（希爱力的药效比伟哥长），从而占据了与伟哥不同的细分市场。希爱力并没有取得任何突破，只是伟哥 2.0 版，甚至连 2.0 版都算不上，只是伟哥 1.1 版。

具有颠覆性意义的药物的研发过程是截然不同的，与通用汽车研发雪佛兰福特、乔布斯研发 iPhone 或任何具有变革意义的消费品的研发过程没有任何相似之处。乔布斯能够给工程师团队下达明确的指令，"设计一台运行苹果软件的触摸屏平板电脑"，工程师一定可以完成任务（销量好不好是另外一回事，但至少乔布斯能够很自信地说，工程师一定能够在合理的时间内打造出他想要的产品）。但迪斯尼给团队下达命令"打造一部能让观众开怀大笑或痛哭流涕的电影"时，就没有这种自信了。同样地，制药公司也没有这种自信能研发出期望中的产品。

原因很简单却意义深远：迄今为止依然没有科学法则、工程原理或数学公式能够指导药物研发人员将自己的想法变成产品。

尽管有很多理论让药物研发过程变得更为高效，比如受体学说、理性设计、重组基因、药物代谢动力学（评估药物从吸收到排出体外的全过程）、转基因动物疾病模型（改变动物的基因以复制人类疾病的某些特征，从而在动物身上进行药物测试）、高通量筛选（能够一次性快速生成几千至上百万种不同化合物用于测试），这些理论就如同 **IMAX**① 放映机、环绕声音响、更优质的图像，但并没有为研发新药提供蓝图。

　　药物研发与拍电影还有一个相似之处。好莱坞从业者喜欢冒险，一旦影片一鸣惊人，名利双收是必然的结果，甚至还能塑造一种文化。一旦失败，随之而来的则是破产、恶名，甚至在电影界永无翻身的可能。如果想在好莱坞闯出一片天地，就必须一往无前、积极乐观，迅速遗忘之前的失败。当然，有些人可能认为在好莱坞工作的不是疯子就是傻子，我所认识的绝大部分猎药师都是一往无前、积极乐观的，当然也有一些疯子和傻子。

　　猎药师不可避免地会将自己暴露在已知或未知的危险中。瓦莱里乌斯·科尔都斯在野外搜寻植物时得病去世，詹姆斯·辛普森为了寻找乙醚的替代品，吸入了多种易挥发的有机液体，好几种是有毒的。为了加快药物研发的进程，我自己也当过实验小白鼠，让我备感不适。**2016** 年还发生过更严重的事故，法国的止痛药测

---

① 巨幕电影是一种能够放映比传统映片更大和更高级像素的电影放映系统。——编者注

试导致一人死亡、五人重伤[1]，尽管研发该止痛药的科学家并没有犯什么严重的错误，但依然面临指控，很可能再也无法在这一行业工作，余生还要活在愧疚之中。

但令人惊讶的是，尽管面临重重困难，制药行业依然取得了巨大的成功，治愈了几十种重大疾病，从尿布疹、头痛到痢疾、脚癣都有药物能够治疗。尽管药物研发的过程充满了不确定性，更多地需要依靠个人的艺术创作而非理性设计，但当今世界的大部分疾病都能通过药物治愈。如果药物研发人员更像电影制片人而非汽车工程师，又如何解释这种与常理不符的成功率呢？

只要不停地尝试、不停地犯错，终有一天会取得成功，这就是关于试错的真理。愿意尝试拍摄下一部《星球大战》的猎药师越多，制药行业的J.J.艾布拉姆斯（J.J. Abrams）出现的概率就越高。

然而，药物研发的重重困难也造成研发成本居高不下。制药行业的研发成本比包括汽车、电脑和电子消费品在内的其他技术类行业要高得多，其中一个原因是大型制药公司的很多药物研发项目都以失败告终，投入了几十亿美元却一无所获。另一个原因是合规成本，要符合美国食品药品监督管理局旨在确保药物安全的规定需要付出很大的代价。另外，由于专利法的规定以及药物研发的长周期，能够独占市场的机会窗口很短（通常不到十年），因此能够赚取高利润的时间并不长。尽管美国食品药品监督管理局的监管和专利保护的时长对制药行业不利，但如果制药企业能像汽车制造商和电子产品生产商那样有明确的规律可循，那么药价毫无疑问会大幅度下降。但制药企业在定价时，必须要把无数次失败的成本也追加到少数几种研发成功的药物里去。

高居不下的研发成本让制药公司不愿意研发能够治愈疾病的药物。为什么呢？因为一旦某种药物能够彻底治愈疾病，病人就不会反复购买，就会导致该药的利润空间非常有限。比如抗生素的利润空间就非常有限，病人只需要服用一个疗程就能痊愈，医生也不愿意给病人开新研发的抗生素。疫苗的情况就更糟糕了，因为从理论上讲，只需要注射一次疫苗就能获得终身免疫，而且生产疫苗的门槛并不高，疫苗还是公共卫生药物，通常有政府参与，盈利的空间就更小了。抗真菌类药物的情况跟抗生素差不多，而且被真菌感染的病人数量要远远少于被细菌感染的人数。诸如达菲之类的抗病毒药物与其他治疗传染病的药物类似，盈利空间也不大，只有治疗艾滋病的药物是个例外，因为艾滋病人需要每天同时服用多种抗病毒药物，而且是终身服用。

竞争力不强、只注重短期利益、过分贪婪的确是推高药价或阻碍新药问世的因素，制药企业的高管和其他行业的高管一样，同样存在这些弱点。但就其核心来说，制药行业就如同好莱坞般充满了不确定性。在好莱坞，只有几家大型电影制片厂能够冲破重重困难，不断推出观众喜欢的高质量影片，因为这几家公司能够给予编剧和导演自由创作的空间，让他们尽量少的受到制片人或高管的干扰。如果大型制药公司也能够给予科学家足够的创造空间，可能制药公司也能够源源不断地推出制药界的《玩具总动员》《机器人瓦力》《超人特工队》。

这是制药界的真理，它足以改变世界。

附　录
药物种类

神经药理学药物

自主神经系统药物

- 毒蕈碱

- 胆碱酯酶抑制剂

- 肾上腺素能药物

5- 羟色胺类药物

多巴胺类药物

抗精神病药

抗抑郁药

抗焦虑药

催眠药和镇静剂

阿片类药物

全身麻醉药

抗癫痫药

神经退行性疾病药物

心血管药物

肾性高血压降压药

ACE 型降压药

β 阻断剂和其他降压药

洋地黄和抗心律失常药物

抗凝血药

抗胆固醇药

炎症和免疫系统

抗组胺药和相关药物

阿司匹林类药物和相关药物

免疫系统抑制剂

哮喘药物

激素类药物

甲状腺药物

雌激素和孕激素

雄激素

肾上腺皮质激素类药物

胰岛素和其他糖尿病药物

作用于骨形成和降解的药物

肠胃道药物

用于胃酸反流和溃疡的药物

作用于肠蠕动的药物

抗感染药物

疟疾药物

原虫感染药物

蠕虫感染药物

磺胺药

青霉素

链霉素样药物

喹诺酮类和相关药物

其他抗菌药物

结核病和麻风病药物

抗病毒药物和艾滋病药物

癌症药物

细胞毒性药物

"致癌基因"选择性药物

生殖系统药物

避孕药

妇科和产科药物

勃起功能障碍药物

眼部药物

皮肤科药物

注　释

前言　在巴别塔图书馆中探寻

1.1846年10月16日，在马萨诸塞州综合医院，威廉·莫顿（William T. G. Morton）首次证明在手术前可让患者暂时失去知觉，他使用的药物是乙醚。当一家制药公司获得美国食品药品监督管理局批准生产新药时，竞争公司立即启动自己的研究计划以研发类似的药物。这些药物通常被称为"我也是"（me-too）药物。氯仿可能是工业时代的第一种"我也是"药物。

当代也有很多类似的例子，施贵宝获批生产一种名为卡托普利的新型降压药后不久，默克开始研发自己的降压药，也就是依那普利。同样，礼来在1987年获得美国食品药品监督管理局批准生产抗抑郁药百忧解，辉瑞很快跟进开始研发左洛复，而葛兰素史克公司则获批生产帕罗西汀。

第一章　猎药之路的起源

1. 将酒精分类为食品而非药物是有充分理由的。石器时代啤酒壶的发现表明，有意发酵的饮料至少早在公元前10 000年就已存在，一些历史学家甚至认为啤酒可能先于面包被当作主食。在古埃及，酒精饮料非常重要，通常在家酿造的啤酒被认为是生活必需品。但酒精也被用于医药，并作为祭祀神灵的贡品，是葬礼的重要组成部分；酒精饮料经常被存放在死者的墓葬中，供他们在来世享用。人们甚至认为埃及神奥西里斯发明了啤酒，这标志着该饮料的神圣本质。

在人类历史的大部分时间里，酒精被认为是一种万灵药。通过蒸馏增加酒精含量的烈酒通常用于医疗目的，这些饮料的名字也反映了关于其具有药用价值的旧观念。"威士忌"来自盖尔语中的 usquebaugh，意思是"生命之水"，法国人把非木桶陈酿的蒸馏酒称为 eau de vie，也是生命之水的意思。根据传说，病人服用这些神奇的饮料后，会变得生龙活虎，所以才会得出这样的结论：这些饮料将生命力重新注入病人体内（如今你可以在家中重复这个特殊的实验）。

我们现在知道乙醇（发酵饮料中的酒精）通过刺激 GABA A（γ-氨基丁酸）受体起作用。这些受体是大脑中主要的神经抑制受体，刺激这些受体会导致神经活动减少，从而引起镇静。通常被称为镇静剂（包括利眠宁和安定）的苯二氮卓类药物靶向同一类受体。苯二氮卓类药物的一种常见用途是治疗失眠症，我记得我的祖母偶尔在睡前服用一点杜松子酒治疗自己的失眠症，苯二氮卓类药物的另一种常见用途是治疗焦虑症状。

最后，这也导致了酒精作为药物的严重缺陷：想要的治疗效果和不想要的副作用之间没法隔离。苯二氮卓类药物在治疗焦虑症方面更有效，因为它们的效果更具针对性。

2. 在本章中，我们以鸦片为例，讲述了古代在植物世界发现的、至今仍然符合现代标的药物。还有其他类似的例子，例如麦角。麦角胺和相关化合物由麦角菌产生。麦角菌是感染谷类植物的病原体，最常见的被感染植物是黑麦。当真菌在植物上生长时，它会产生麦角胺和一系列其他有毒化合物。在古代，人类食用被真菌感染的黑麦作物后就会摄入这些与麦角相关的化合物。今天，我们将这些化合物称为"脏药"，因为它们同时作用于身体的多个目标。因此，吃麦角会产生各种各样复杂的症状。

　　一类症状是抽搐，包括癫痫、恶心和呕吐。麦角中毒的第二类症状是产生幻觉。从化学角度看，麦角胺与 LSD 密切相关。最后，麦角中毒也会引发坏疽。麦角胺是一种有效的血管收缩剂，这意味着它可以缩小血管，减少身体的血液供应，这会对身体的周边区域（例如手、手指、脚和脚趾）造成不利影响。四肢最初会感觉到一种刺痛，类似于"手脚发麻"或身体的一部分长久维持一个姿势后的僵硬感。当然，发生这种情况时，你只需移动身体并活动肢体，就能恢复血液流动，使麻木感消失。如果你被麦角毒害，这么做是不起作用的。相反，感觉如被针扎般的皮肤将开始剥落。最终，你的四肢会膨胀、变黑、死亡，永久地"入睡"。

　　麦角中毒的流行病在历史长河中时有发生。人们很容易将莫名其妙出现又突然消失的瘟疫、幻觉的产生、手指和脚趾的变黑和坏死归因于邪恶物质的侵入或神灵的愤怒。有关麦角中毒的早期报道出现在 857 年的《桑腾编年史》中："肿胀的水疱大肆吞噬了人们的皮肤，使他们的四肢腐烂、剥落，最终走向死亡。"在中世纪，麦角中毒被称为圣安东尼之火，因为圣安东修道院的僧侣发现了治愈这种疾病的方法。愚昧的中世纪僧侣是如何设法治愈这种疾病的呢？通过祈祷和忏悔——就是字面意思。当受害者受到麦角中毒的折磨时，他们会前往修道院进行祈祷和忏悔，并向上帝求饶。中世纪的修道院并没有种植黑麦，而是种植了小麦和大麦。因此，只要受害者留在修道院，他们就会停止食用受污染的黑麦，病症自然会消退。当然，恢复健康的忏悔者会回家并继续吃被污染的黑麦，症状会重新出现。对于病症的再次出现，僧侣们给的解释是任性的基督徒又恢复了他们懒散、不道德的生活方式，再次引起了上帝的愤怒，解决办法当然是再次回到修道院。

目前仍在使用的另一种古老药物是洋地黄，它仍然是许多心脏病患者的首选药物。含有洋地黄化合物的植物提取物在原始社会中被用作箭毒。写于公元前 1550 年左右的《埃伯斯纸草文稿》记载了埃及的草药知识，其中提到了洋地黄类药物，这意味着埃及人在 3500 多年前就开始使用这种植物提取物。在公元 1250 年威尔士医生的著作中也提到了洋地黄。提取洋地黄的植物叫洋地黄，1542 年，德国学者 Fuchsius 根据植物的外观将其命名为洋地黄，其颜色为紫色，据说形状类似于人的手指。

威廉·威瑟林医生在 1785 年出版的名为《洋地黄及其医学用途：对水痘和其他疾病的实用评论》一本书中充分描述了洋地黄的医用价值。威瑟林描述了他在论文发表前十年左右首次使用洋地黄的情况：

1775 年，我被问及某个家庭曾使用的治愈水肿的药。有人告诉我，什罗普郡的一位老妇人长久以来一直保守该药的秘密，其他人的药方都没有效果，她却能成功治愈病人。我也被告知，服药后会产生剧烈的呕吐以清除体内毒素，利尿的作用似乎被忽视了。这种药由二十多种不同的草药组成：但对精通草药的人来说，不难发现真正的活性成分只可能是洋地黄。

水肿是由于过量的水的积聚导致的软组织肿胀，常见于心力衰竭。威瑟林是一位植物学专家，也是位医生，这让他认识到洋地黄可能是什罗普郡妇女推广的复杂混合物中的活性成分。尽管如此，威瑟林还没有意识到洋地黄的主要用处是其对心脏产生的作用，尽管他已经认识到洋地黄对心脏有影响，他写道：

> 它对心脏的跳动有影响，在其他任何药物中都没有观察到类似作用，并且这种影响可以转化为有益的方面。

尽管威瑟林清楚地描述了洋地黄的益处和有害的副作用，但该药在整个十九世纪被不加选择地用于治疗各种疾病，而且病人摄入的剂量通常是有害的。在二十世纪早期，该药物专门用于治疗房颤（即心率不规则和心率快速），到了二十世纪中叶，人们最终认识到洋地黄的主要医用价值在于治疗充血性心力衰竭。受损的心肌会在洋地黄的帮助下更有效地工作，恢复心脏病患者的健康。为了达到这个效果，洋地黄的摄入量必须非常精确，因为即使轻微过量也会使患者的病情恶化。

古代使用的最后一种如今仍然具有价值的药物是治疗痛风的秋水仙碱。痛风是一种痛苦的炎症性疾病，由关节中尿酸晶体沉积引起，最常见于大脚趾关节。古埃及人在公元前 2600 年首次提到痛风，将其描述为大脚趾的一种关节炎。它通常被称为"富贵病"，因为痛风与酒精、含糖饮料、肉类和海鲜的摄入量存在强烈关联，曾经只有富裕阶层吃得起这些食物。一位名叫托马斯·西德纳姆的英国医生在 1683 年写下了对这种疾病的描述：

> 一般来说，痛风患者要么是老年人，要么是在青年时期损耗过度导致出现早衰现象的人，他们在青年时期如此疲惫不堪，从而导致过早衰老——纵欲过度就是一种很常见的过度损耗。患者上床睡觉时没有任何症状，大约凌晨两点左右，患者被大脚趾的剧烈疼痛惊醒，还有少数情况是脚后跟、脚踝或脚背的剧痛。疼痛就像脱臼一样严重，感觉好像有冷水泼在上面，然后是寒战和颤抖，还有一点发烧……整晚遭受折磨、

辗转反侧、难以入眠；辗转反侧与关节的疼痛一样令人难以忍受，甚至感觉更糟糕。

　　痛风的许多现代疗法都集中在消除引起疼痛症状的尿酸结晶。由于痛风是一种炎症性疾病，消炎药通常可有效缓解其症状，如布洛芬。秋水仙素是从秋水仙的种子和块茎中提取的，秋水仙素也称为秋番红花或草甸藏红花。秋水仙素在《埃伯斯纸草文稿》中被推荐用于治疗风湿病和肿胀，希腊医生亚历山大在公元5世纪中期推荐使用秋水仙素治疗痛风。本杰明·富兰克林患有痛风，据说是他将秋水仙素带到了美国殖民地。有趣的是，由于秋水仙素已经使用了很长时间，所以没有人费心寻求美国食品药品监督管理局的批准，直到2009年秋水仙素才获批成为痛风治疗药物，也就是其在临床应用的大约3500年后。

　　3.1709年，杜佛的探险队降落在智利海岸附近的一个荒岛上，该岛是胡安费尔南德斯群岛的一部分。在那里，他们发现了一名来自苏格兰拉戈的男子亚历山大·塞尔柯克，他于1703年逃往大海，以逃避因在教堂做出不雅行为而被要求出庭受审的命令。塞尔柯克乘坐私掠船"五港同盟号"从英格兰出发，但在1704年由于与船长就该船的适航性发生了争执，于是他弃船前往一座荒岛。事实上，"五港同盟号"后来沉没了，大部分船员因此丧命。塞尔柯克弃船的行为非常明智，但即便如此，他被困荒岛四年多，直到被杜佛的探险队救出。塞尔柯克成为英格兰的名人，他的故事刊登在《英国人》杂志中被广为传阅，丹尼尔·迪福从中获取灵感写下《鲁滨孙漂流记》。

第二章　植物世界的探寻

1. 如今，药物失实描述大多数与不实营销有关，宣传未经美国食品药品监督管理局批准的效用，或制药公司给医生行贿让医生帮忙宣传。最近涉及不实营销的诉讼包括强生在 2013 年达成的 22 亿美元和解案例，2012 年葛兰素史克公司达成的 30 亿美元和解案例（其中 10 亿美元用于刑事指控），以及 2009 年辉瑞公司达成的 23 亿美元和解案例。

第三章　工业化制药时代

1. 约翰·沃伦 1753 年 7 月 27 日出生在马萨诸塞州的罗克斯伯里，离波士顿不远。他是四兄弟中最小的一个。他的父亲约瑟夫·沃伦是一位苹果农和加尔文主义者，他向儿子们灌输了高等教育的价值和对国家的热爱。约翰·沃伦在语法学校表现很好，14 岁就入读了哈佛大学。在哈佛大学，他学习拉丁语，成了一名优秀的古典学者，并对解剖学研究产生了浓厚的兴趣，加入了解剖学俱乐部，在那里他解剖了低等动物并对人体骨骼开展研究。研究人体骨骼并不容易，因为没有现成的尸体供应。为了继续研究，沃伦和他的同学一直密切关注死去的罪犯和流浪汉的尸体处理。

毕业后，沃伦于 1773 年在马萨诸塞州塞勒姆开始行医。沃伦的实践受到独立战争的极大影响，他的兄弟约瑟夫在邦克山战役中丧生。1780 年，约翰·沃伦是最早提议在哈佛大学内建立医学院的人之一。到了 1782 年，哈佛大学已创设三个医学教授职位，沃伦被任命为新成立的医学院的解剖学系主任。

他的一个学生詹姆斯·杰克逊写道，沃伦在教学中"最奇特的魅力"之一是"源于其授课方式的生动形象，源于他对课程主题的兴趣，以及他对每个学生的关怀"。沃伦已成为一名优秀的外科医生,因其开创性的新外科手术而备受推崇。到 1815 年,哈佛医学院已有五十名学生,约翰·沃伦的长子约翰·柯林斯沃伦担任解剖学和外科学的兼职教授。三十年后,这位兼职教授做了第一例在病人麻醉状态下进行的手术。

第四章　合成制药时代

1. 大多数植物都会产生水杨酸盐,这是一种使植物的不同部分能够彼此连通的激素。柳树只是恰好水杨酸盐的含量比较高,其产生的水杨酸盐并没有什么特别之处。当植物的一部分被病毒或真菌感染时,会染上被称为系统获得抗性(SAR)的疾病,水杨酸盐就会发生作用。如果在植物初次被感染后的一天或两天内尝试用相同的病原体感染植物的不同部分,就会发现植物对病原体产生了抗性。为什么呢?因为植物受感染的部分将水杨酸盐释放到血管系统中,循环到植物的其他部分,并在这些新的地方催生类似于植物抗体(称为抗性因子)的毒素,有助于控制感染的传播。

植物抗性因子可能毒性很强,甚至可能导致植物整体或部分死亡;这不是动物可以使用的防御策略,因为失去手臂或腿部可能比生病更糟糕。但植物损失一根分枝或一部分根部依然能存活下来,因此它是植物的优良生存策略。这就是为什么你经常能看到树木或灌木丛有枯死的枝叶。另一方面,包括人类在内的动物具有类似的防御系统,称为免疫系统。患感冒或流感时,之所以感觉如此糟糕的原因之一,是我们的免疫系统已经启动,并且正在生产对病原体有毒的化学物质,但这种物质对我们自身也是有毒的。

2.另一个宁愿剪断诱饵不再继续捕鱼的例子与抗胆固醇药物有关。
1975年，在生物化学新发现的推动下，默克加大了研究体内胆固醇合成
的力度。众所周知，HMG-CoA还原酶是人体合成胆固醇过程中的第一
种酶，因此默克科学家开始寻找抑制HMG-CoA还原酶的化合物。他们
推测这种抑制剂可能是有效的抗胆固醇药物。在对几百个随机样本进行
了一周的测试后，研究人员发现了一种非常强的HMG-CoA还原酶抑制
剂。这一成功来得异常迅速，因为通常需要测试几千个样本才能找到一
个好的候选物质。1979年，默克科学家卡尔·霍夫曼对这种抑制化合物
进行了提纯，获得了早期最成功的他汀类药物洛伐他汀。该药于1987年
被美国食品药品监督管理局批准成为高胆固醇血症的标准治疗药物。

到目前为止，默克公司在寻找其他可行的抗胆固醇药物方面领先于
其他制药公司。由于洛伐他汀来自土壤微生物，默克认为泥土是寻找更
好的他汀类药物的最佳位置，尽管他们在寻找HMG-CoA抑制剂的过程
中已在合成分子研发方面取得了进展。默克公司决定剪断诱饵，不再从
合成分子中寻找更好的抗胆固醇药物，而只关注土壤化合物。

默克的竞争对手华纳兰伯特公司嗅到了机会，接手了默克公司放弃
的HMG-CoA抑制剂研发，并发现了一种更好的抑制剂——立普妥。立
普妥的销量迅速超过了洛伐他汀（以及另一种默克公司基于泥土研发的
他汀类药物辛伐他汀）。

第六章　药品监管机构的诞生

1.尽管百浪多息的发现是基于一个完全错误的假设（染料可能是有
效的抗菌药物），但它的成功毋庸置疑。领导百浪多息研发团队的拜耳研
究主任格哈德·多马克被授予1939年诺贝尔医学奖。不幸的是，对于多

马克来说，并没有机会享受这一荣誉。1935 年诺贝尔和平奖授予了对纳粹十分不满的德国人卡尔·冯·奥西耶茨基，激怒了德国政府，纳粹不允许任何德国人接受诺贝尔奖。多马克被纳粹政权强迫拒绝领取该奖项，且最终被盖世太保逮捕并被判入狱一周。

2.监管机构没有提供清单列出临床测试前必须完成的试验，只是发布了一般性指导说明。尽管美国食品药品监督管理局没有给出明确的清单，但在实践中，很容易列出必须做的试验清单：

·急性毒性测试：分多次将药物施用于实验动物，通常是啮齿动物，剂量逐渐增加，并且在每次注射后观察动物的毒性反应。剂量的变化范围很大；从极低剂量到最高耐受水平（称为"无毒副作用水平"）再到产生明显毒副作用的更高剂量。在每次试验结束时，将动物处死并进行尸体解剖以寻找药物可能对其内部器官产生的任何影响。

·QT 间期延长的测试：众所周知，有些药物靶标很难抑制，有些相对容易抑制，有些靶标很容易受到药物的影响，有时会无意中被靶向其他地方的药物所抑制，比如心脏 hERG 通道，一种参与调节心脏节律活动的离子通道。hERG 通道被抑制会导致心律 QT 间期的延长，可能会导致致命的心律失常，称为尖端扭转型室性心动过速。许多不同治疗类别的药物，包括三环类抗抑郁药、抗精神病药、抗组胺药和抗疟药都会抑制 hERG 通道。因此，必须在开始临床试验之前测试 hERG 通道抑制。

· 遗传毒性测试：癌症是由基因突变引起的，可能是因为遗传，也可能是由于后天暴露于某些病毒、辐射或诱变化学物质。因此，避免生产具有任何诱变活性的药物至关重要，因为这些药物可能具有致癌性。布鲁斯·艾姆斯在致癌的诱变性质方面做出了重要贡献，他开发了一种简单的基于细菌的测试，以他的名字命名为艾姆斯测试，以检测诱变活性，即检测任何化合物的致癌可能性。美国食品药品监督管理局要求将艾姆斯测试以及啮齿动物染色体异常和染色体损伤的相关测试作为NDA测试的一部分。

　　· 慢性毒理学测试：急性毒性测试测的是药物产生的即时损害。然而，长期反复低剂量服用某种药物可能也会产生毒性。慢性毒理学测试正是为了解决这一问题。在延长的时间段内施用三种（或更多种）剂量的特定药物：已知具有毒性的剂量（来自急性毒性研究），治疗剂量和中间剂量。该试验在两种物种体内进行：啮齿动物（通常是老鼠）和非啮齿动物（通常是狗，但在某些情况下也使用猴子和猪）。慢性毒性试验的持续时间必须符合预期的临床用途。对于像抗生素这样的化合物，一般病人只会服用几天，进行为期两周的试验就足够了。对于长期服用的药物，例如高血压药物，测试需要持续6个月或更长时间。这些测试显然非常昂贵，因为必须长时间进行并且需要大量动物（一般需要100只老鼠和20只狗）；此外，该试验需要大量的试验药物，必须以昂贵的方式制备，以满足美国食品药品监督管理局严格的标准。

　　制造用于美国食品药品监督管理局测试的药物之所以如此昂贵是因为必须符合"良好生产实践"（GMP）指南。必须清楚地定义和描述合成过程，并且每批次都要精确地遵循这一过程。必须开发和验证分析程序，以确保对所制造药物的质量控制。必须确定药物的纯度，出现的任何杂质都必须定义、描述，并使批次之间保持一致。此外，药物不是以直接的方式施用于测试对象，而是以复杂的配方形式施用，以优化药物的药效。必须优化该配方并将固定的配方用于所有未来的试验。最后，这些试验必须在处于密切监管下的专业GMP实验室内进行。

在毒性测试过程中，许多环节可能会出错。我记得曾做过一组美国食品药品监督管理局（FDA）测试，刚开始一切进展顺利，直到在慢性毒理学测试中发现老鼠胃肠道出血。我们感到非常震惊，因为该化合物绝对没有任何可能会导致胃肠道出血的生物活性，在之前的试验中也没有发现类似情况。经过漫长又昂贵的调查后，我们了解到，当暴露于胃的酸性条件下时，该化合物会结晶成长而尖锐的针状物体。随着时间的推移，尖锐的针状物体积聚并开始撕裂胃肠道黏膜。这是一种物理效应，并非生化效应，但即使是这样，我们也不得不停止美国食品药品监督管理局测试，之前的努力前功尽弃。

3.可能没有任何事件比沙利度胺灾难更让公众舆论向谨慎方向倾斜。该药物最初由瑞士制药公司Ciba于1953年研发。该公司很快停止了对沙利度胺的研究，因为他们无法证明任何明显的药理作用。位于德国斯托尔伯格的另一家公司 Chemie Grünenthal接手了该药的研发，并于1957年10月1日向公众推出了沙利度胺。它最初被当作抗癫痫药销售，但很快被证明并无效果。沙利度胺在化学上类似于巴比妥类药物，该公司科学家可能认为它可以起到相似的作用，从而有效对抗癫痫，但他们显然从未检验过该药是否与巴比妥类药物一样有效。其实根本没有任何效果。

尽管该药物作为抗癫痫药完全无效，但却能在没有宿醉的情况下促成深度睡眠。此外，大剂量服用也不会致命，这一点与其他镇静剂不同，沙利度胺不会造成自杀风险。沙利度胺很快成为西德最受欢迎的安眠药，在医院和精神病院广泛使用，用于治疗各种疾病，包括流感、抑郁症、早泄、肺结核、经前症状、更年期、压力性头痛、酗酒、焦虑和情绪不稳定。到20世纪50年代末，沙利度胺由46个国家的14家制药公司销售。

沙利度胺还被发现是一种有效的止吐药（抗恶心药），因此被开给了数千名孕妇以缓解孕吐症状。当时，人们认为大多数药物无法通过胎盘屏障，并不会从母体传给孩子，因此很少有人担心这种药物会伤害发育中的胎儿。然而，在 20 世纪 50 年代末和 60 年代初，出生的畸形婴儿数量激增，特别是短肢畸形（鳍状臂或腿）。46 个销售该药的国家均有畸形报告，总共超过一万例。在世界的两端，澳大利亚产科医生威廉·迈克布莱德和德国儿科医生维杜金德·楞茨都认为沙利度胺与这些先天缺陷之间存在关联，楞茨在 1961 年证明了这一关联。

由于美国食品药品监督管理局审查员弗兰西斯·凯尔西拒绝批准沙利度胺，该药对美国的影响微乎其微。曾有报道称使用沙利度胺会导致周围神经病变，她坚持在美国食品药品监督管理局批准之前需要进行额外的检测。凯尔西还指出，制药公司仅提供了极少的动物安全数据，并且尚未进行长期风险评估和怀孕风险评估。因此，沙利度胺在20世纪50年代或60年代从未在美国上市销售。

然而，应该指出的是，没有任何药物是全好或全坏的，药效在很大程度上取决于剂量、个体差异和背景。在沙利度胺首次被病人服用后的几年里，没有人知道沙利度胺是如何起作用的。大学研究最终表明，沙利度胺可用于治疗结节性红斑（ENL），这是一种痛苦的汉森病并发症，通常称为麻风病。1991年，洛克菲勒大学的吉拉·卡普兰证明沙利度胺通过抑制肿瘤坏死因子α（TNFα）在麻风病中起作用。TNFα是一种细胞因子，一种调节免疫细胞、诱导炎症、抑制肿瘤发生和病毒复制的激素。哈佛医学院罗伯特·达马托的进一步研究表明，沙利度胺是新血管生长的有效抑制剂，这一发现表明沙利度胺可用作癌症治疗药物。1997年，巴特·巴洛奇证明沙利度胺是治疗多发性骨髓瘤的有效方法，此后不久，美国食品药品监督管理局批准了沙利度胺治疗这种癌症以及麻风病。然而，在接受沙利度胺治疗之前，患者必须经历特殊程序处理以防止药物产生先天缺陷。虽然美国食品药品监督管理局认为已采取适当的预防措施，但世界卫生组织（WHO）仍然发表声明称：

世卫组织不建议在麻风病中使用沙利度胺，因为经验表明，制定和实施防止药物滥用的万无一失的监测机制几乎是不可能的。

第八章　超越撒尔佛散

1. 苄星青霉素虽然能对抗多种细菌，但还不能被视为广谱抗菌药。盘尼西林才是世界上第一种真正的抗生素。

2. 青霉素不是一种完美的药物。青霉素大获成功后，许多抗生素研究旨在改进青霉素，研究的目标包括寻找具有更广谱抗生素活性的化合物，寻找可口服而非注射的化合物（苄星青霉素不能口服），寻找能够对抗中枢神经系统细菌的化合物（青霉素化合物通常不能通过血脑屏障进入中枢神经系统，因此不能用于治疗脑感染，如细菌性脑炎），最重要的是，找到可以降低或克服细菌耐药性的化合物。这些研究项目通常侧重于发现可用于化学合成的天然存在的与青霉素类似的化学支架。这些青霉素类化学物质都包含被称为 β - 内酰胺环的特定分子特征。β - 内酰胺环就是青霉素分子结构中的那个正方形，被作为化合物的"弹头"，发起药物对细菌的毒性攻击。具有 β - 内酰胺环的化合物包括头孢菌素、单环内酰胺和碳青霉烷。

3. 尽管结核病在发达国家不再是令人担忧的问题，但据估计，今天活着的人中有三分之一被结核分枝杆菌感染，新感染发生率约为每秒一例。虽然大多数结核病感染无症状且无害，但目前全世界约有 1400 万慢性病例，每年约有 200 万人死亡。

4. 结核病也被称为"大白瘟"，被称为"白"是因为那些受折磨的患者极度贫血。1861 年，美国医生和作家奥利弗·温德尔·霍尔姆斯将这一流行病与当时其他可怕的疾病进行比较时，创造了"大白瘟"一词。虽然结核病患者的脸色的确异常苍白，但一些历史学家认为"白色"一词可能是指这种疾病与年轻、纯真、甚至圣洁之间存在文化联系，因为受折磨的患者呈现出准天使般的外观——乳白色、缥缈、脆弱。一些文绉绉（或厌恶女人）的作家认为，女性受害者的苍白面孔使她们特别有吸引力，至少有一位男性作家宣称这种疾病赋予女性"可怕的美丽"。

5. 瓦克斯曼于 1952 年因研发治疗结核病的链霉素而获得诺贝尔医学奖，但他的合作者艾伯特·沙茨却未获奖。沙茨对此表示强烈抗议，最终导致诉讼。瓦克斯曼选择庭外和解，向沙茨提供财务报酬，并声称沙茨有权获得"作为链霉素共同发现者的法律和科学信誉"。

6. 大约 99% 土壤中的微生物在培养皿中无法存活，这一直是在泥土中寻找新药的一个制约因素。但在 21 世纪初期，东北大学的两位教授金·刘易斯和斯拉瓦·爱泼斯坦找到了以前被认为只能在土壤中存活的微生物的培养方法。这一技术突破使得研究和培育那些所谓的"不可培养的菌种"成为可能。

刘易斯和爱泼斯坦在马萨诸塞州剑桥市成立了一家名为 NovoBiotic

制药的新公司，使用他们的新方法寻找新的抗生素。但即使他们能够培养出以前从未在培养皿上培养过的土壤微生物，他们的基本方法也与之前在泥土中寻找微生物一样：随机培养在土壤中发现的任何微生物并进行筛选，看看它们是否会生产能够杀死病原菌的化学物质。

2015 年初，NovoBiotic 制药公司宣布发现了一种重要的新型抗生素泰斯巴汀。泰斯巴汀似乎对许多高度耐药的病原体具有活性，并且在动物体内是安全的。

第九章　基因药物图书馆

1. 由于糖尿病的症状是"非常甜的尿"，因此不难想象在二十世纪之前是用什么方法来诊断的。品尝尿液听起来很恶心而且可能有潜在危险，但在现代生化仪器发明之前，将舌头浸入患者的尿液中既常见又有用。早期的科学家们做了许多今天被认为是愚蠢或冒险的事情。例如，19 世纪晚期微生物学家路易斯·巴斯德的实验室笔记本显示他经常品尝他的生化实验结果。玛丽·居里在六十六岁时死于再生障碍性贫血症，几乎可以肯定是因为她一生都在研究放射性化学物质。即使在今天，居里的笔记本仍然被认为太危险，因为它们的放射性很高。这些历史悠久的文物保存在铅盒中，有查阅需求的历史学家必须穿着防护服。当我四十年前第一次接受化学培训时，我被教导要嗅闻我使用过的化学物质，以确定化学反应是否正确进行。幸运的是，21 世纪的化学课堂上不会再出现这种用鼻子闻的操作。

2. 弗雷德里克·艾伦和艾略特·乔斯林两位医生是 20 世纪初最著名的糖尿病治疗专家。当时，糖尿病治疗的主要目标是降低血液中的葡萄糖水平。但由于无法获得胰岛素，医生可以使用的最好的办法就是降低患者饮食中的葡萄糖水平。不幸的是，动物实验最终证明糖尿病不仅仅是葡萄糖代谢的问题，而且还和蛋白质和脂肪代谢有关。如果只是简单地从饮食中去除碳水化合物，身体就会燃烧脂肪和蛋白质，产生被称为酸性酮体的化学物质，这会使血液酸化。血液的 pH 值（溶液中酸度的测量值）必须保持在接近中性的非常窄的范围内，即 pH7.35 和 pH7.45 之间。酸中毒或血液 pH 值降低会导致呼吸窘迫、心律失常、肌肉无力、胃肠不适、昏迷甚至死亡。

因此，在没有胰岛素的情况下，艾伦和乔斯林唯一可用的糖尿病治疗方法是让患者挨饿，从饮食中去除所有碳水化合物、蛋白质和脂肪。当然，不能完全不吃东西，所以乔斯林和艾伦开发的食谱提供了大约 20%生存所需的卡路里，并且碳水化合物和糖的含量特别低。这种饮食可以减少对患者细胞的附带损害，但仍会产生严重的消瘦。乔斯林将其波士顿诊所的一位患者描述为"只剩皮包骨头了。"激进的饮食不是治愈方法，但可以延长寿命。然而，人们很自然地会问，如果生活质量如此低下，没有能量来进行任何正常的活动，那么延长生命的意义究竟何在？坚持这种悲惨饮食的唯一理由是试图活下去，直到找到真正的治疗方法。

3. 尽管所有蛋白质都具有一些共同的物理性质，但它们在酒精中的溶解度通常不同。因此，科力普发明了酒精沉淀分馏技术，作为净化胰岛素的手段，即向不纯的胰岛素化合物中缓慢加入酒精，直到胰岛素刚好溶解的程度。化合物中所有其他比胰岛素溶解性差的蛋白质会沉淀，在液体中形成微小的颗粒，可以很容易地去除。

4. 伯格与在旧金山湾区工作的另外两位教授合作，优化了新的重组基因技术，其中一位是旧金山加利福尼亚大学的赫伯·玻意尔教授，专门研究切割和连接 DNA 的酶，另一位是斯坦利·科恩，也是斯坦福教授，他是研究质粒的专家，即作为基因天然载体的微小 DNA 粒子。

第十章 流行病药物

1.2010 年 5 月 13 日发行的《新英格兰医学期刊》报道了一个案例，一名五十四岁女性多次出现眩晕、盗汗和心悸，最终因昏迷而被送到马萨诸塞州综合医院。经检查发现她患有高血压。然而，她的血压根据她的姿势会发生很大的变化：坐着或躺着时血压上升，站立或行走时会显著下降，甚至下降到极低水平，让她产生眩晕感。

最终，患者的高血压被确诊为肾上腺的一种罕见类型的肿瘤引起的，称为嗜铬细胞瘤。这种肿瘤分泌大量的肾上腺素。任何曾经发生过车祸或意外事故的人都知道"肾上腺素激增"的感觉。你的心跳加速，周围的一切似乎都慢了下来，对周遭的环境异常敏锐。此外，你的血压也会上升。所有这一切都是因为肾上腺在感知危险时迅速释放出大量的肾上腺素。

大多数嗜铬细胞瘤患者体内会一直产生大量的肾上腺素，使血压始终处于高位。但在某些情况下，像这名女性患者，身体适应了肾上腺素的持续冲击，导致更多的血压变化。当患者躺下时，她的心脏与头部处于同一水平线，血压维持在高位，使得身体能够向大脑输送足够的血液。通常情况下，当你坐起来时，也就是头部比心脏位置高时，血液循环系统会迅速开启补偿机制，血压也会上升，以维持向大脑输送足够的血液。但在这名嗜铬细胞瘤患者身上，她的身体过度补偿了高水平的肾上腺素，无法保持向大脑输送足够血液所需的压力，才会导致她昏迷。

患者接受了肿瘤切除手术后，肾上腺素水平急剧下降，头晕的症状也消失了，她得以重返工作岗位。

2. 布莱克采用了类似的策略来研发胃溃疡治疗药物，但 ICI 对溃疡药物并不感兴趣，布莱克最终辞职并于 1964 年加入史克公司，以继续进行胃溃疡研究，最终发现了西咪替丁（泰胃美），1975 年上市后不久就成了另一种畅销药。它是史上第一种年销售额达到 10 亿美元的药物。

3. 肾脏产生并分泌一种叫作肾素的蛋白质以应对低血压，这会引发一系列导致血压升高的事件。在血液中，肾素将一种在肝脏中产生的被称为血管紧张素原的肽（一种非常小的蛋白质）切割成更小的肽——血管紧张素 I。血管紧张素 I 在肺中被 ACE 酶进一步切割，形成血管紧张素 II。血管紧张素 II 是医学界已知的最有效的血管活性物质之一，可以收缩血管。当血管紧张素 II 进入血液后，血管会变窄，心脏不得不通过更有力地工作来克服增加的阻力，导致血压升高。血管紧张素 II 还会导致肾上腺释放醛固酮，这是一种增加血容量的激素。血容量增加也会使血压升高。

由于导致血压升高的血管紧张素 II 受 ACE 的调节，任何抑制 ACE 的化合物也会阻断血管紧张素 II 的形成，并可能作为降压药。

4. 到 1985 年，有多种降压治疗方法。最受欢迎的三种是噻嗪类利尿剂、β 受体阻滞剂和 ACE 抑制剂。对于降压药物的无限需求使得辉瑞公司开始研发一种新的降压药。1985 年，位于英国桑威奇辉瑞实验室的科学家们开始研究一种名为环状 GMP（cGMP）的信号分子，该分子参与了控制血压的多种生理途径。更理想的是，似乎有一种完善的增加 cGMP 水平的策略：抑制降解 cGMP 的酶，即磷酸二酯酶。

随着辉瑞开始寻找磷酸二酯酶抑制剂，三位科学家宣布了他们开创性的发现：一氧化氮（一种气体）是体内的一种信号分子（这一发现使三位科学家获得了 1998 年诺贝尔医学奖）。这一发现对心绞痛的治疗具有特殊意义，心绞痛是心肌缺氧导致的一种胸痛。自 19 世纪以来，硝酸甘油被广泛用于治疗心绞痛，但没有人知道它是如何起作用的。但现在科学家们意识到硝酸甘油会释放一氧化氮，从而导致血管扩张并为心脏提供更多的氧气。为什么这对辉瑞的研发人员来说很重要？因为一氧化氮作用的第二信使就是 cGMP。

位于英国桑威奇的辉瑞团队改变了他们的目标。他们继续寻找旨在增加 cGMP 的磷酸二酯酶抑制剂，但目标却变成了研发一种治疗心绞痛而不是高血压的药物。1989 年，他们终于找到了正确的分子：UK-92-480，后来被命名为西地那非。1991 年，西地那非进入心绞痛临床试验……但该药却是个彻头彻尾的失败，并没有产生比硝酸甘油（硝酸甘油是一个多世纪以前研发的心绞痛药物，而且价格很便宜）更好的效果。

然而，一些科学家对临床试验受试者报告的副作用之一产生了兴趣：许多男性患者会勃起。

当时，勃起功能障碍的治疗方法很少。事实上，"勃起功能障碍"一词都很少出现。一些医生建议采用泵和收缩装置来辅助勃起，尽管这些装置显然比较煞风景。被批准的用于治疗勃起功能障碍的药物只有一种，叫前列地尔，但必须用注射器直接注射到阴茎中，或者还有一个更糟糕的方法，把药丸推到阴茎的尿道里。还有一种方法是通过手术植入假体装置。因此，辉瑞认为，如果一颗药丸就能帮助男性勃起，可能会有非常大的市场。

辉瑞公司开展了西地那非治疗勃起障碍的临床试验。十分之九的男性受试者（87.7%）表示西地那非可以改善勃起，更高比例的人希望继续使用这种药物。也许最具启示性的是受试者的反馈。有人写道:"在我参加这项研究之前,我非常沮丧。我一直在和妻子争吵,使她和孩子们的生活变得一团糟……这项研究挽救了我的家庭……或许也挽救了我的婚姻和生命。"

另一名参与者表示:"事实证明,药物使我能够有效地进行性生活……尽管我已经 91 岁了,但我能够像年轻男人那样勃起。"

辉瑞于 1997 年 9 月向美国食品药品监督管理局提交了西地那非申请。该产品被指定进行优先审查,并于 1998 年 3 月 27 日获得批准。1998 年,辉瑞公司开始销售该药,药名是伟哥。1998 年至 2008 年间,辉瑞公司的全球伟哥总销售额为 260 亿美元。

第十一章　避孕药

1. 这三个版本是炔诺酮(来自罗素·马克的合成)、异炔诺酮和乙诺酮(均由塞尔制造)。1954 年 12 月,洛克开始对三种口服黄体酮的抑制排卵潜力开展为期三个月的研究(每个周期为 21 天;他让妇女们在第五天至第二十五天服用药物,然后停药几天,以产生停药后的撤退性出血)。5 毫克剂量的炔诺酮和异炔诺酮,以及所有剂量下的乙诺酮都能成功抑制排卵,但都会引起突破性出血。在 10 毫克或更高的剂量下,炔诺酮和异炔诺酮可以在不产生突破性出血的情况下抑制排卵,并在接下来的五个月内使妊娠率降低到 14%。平卡斯和洛克最终选择了异炔诺酮作为波多黎各避孕试验的药物。

第十二章　神秘的灵丹妙药

1. 这让我想起那个老笑话,一个男人走进精神科医生的办公室然后说，嘿，医生，我兄弟疯了！他认为自己是一只鸡。然后医生问，你为什么不让他自己来？那家伙说，我本来想让他来的，但我需要鸡蛋。我猜这就是我对人际关系的看法。他们完全是疯狂的、非理性的、荒谬的，但是我们继续经历这些关系，因为我们需要鸡蛋。

现代精神病学已经在努力区分精神疾病和判断力不佳之间的区别。这并不容易，但德国犹太人有两个形容疯狂的词可以很好地描述这种区别。meschugge 和 verrückt。一位结婚三十多年、婚姻幸福的中年男子突然迷上了二十多岁的秘书并开始了婚外情，他的妻子得知这件事并要求离婚，这名男子立即感到忏悔并道歉，但感觉被背叛的妻子拒绝和解。这是 meschugge。在另一个案例中，一名男子听到他的中年兄弟没来上班，他的邻居说已经好几天没见过他了。这名男子于是进入他兄弟家一探究竟，发现他躲在床下，正尖叫着吃虫子。这是 verrückt。

从药理学的角度来看，目前使用的大多数（如果不是全部）精神药物效果都很差。通常，为了继续研发新药，需要经过验证的药理学靶标，实在没有靶标的情况下，也需要在动物身上复制相同的病情，以测试候选化合物。精神疾病的一个大问题是，我们对精神疾病的生理基础知之甚少，只能猜测这些疾病背后的神经化学失衡。使事情更复杂的是，我们无法在实验动物体内复制精神障碍。我们如何确定动物是否有自杀倾向、产生幻觉或有令人不安的想法？我们怎么知道药物是否能缓解这些不正常的想法和感受？

2. 第一种精神病药物的广泛使用很快导致全国精神病院纷纷关门，这种公共卫生现象被称为去机构化。精神病药物让无法治愈的精神病患者得以在社区内正常生活，不用再被关进精神病院。然而，这些药物并不是完美的治疗药物。去机构化导致许多病情只得到部分控制的病人不得不出院。甚至是那些对精神病药物反应良好的病人，许多患者出院后就不再服药，主要是因为这些药物有许多令人不快的副作用。如此一来，在去机构化的趋势下，许多患者最终入狱，监狱现在已成为收纳最多精神病患者的机构。2011 年《新英格兰医学期刊》的一篇文章报道称，监狱囚犯中精神健康障碍的患病率比一般人群高 30 倍。将病人监禁不是一个可接受的解决方案，希望新研发的更有效的药物最终能解决这个令人不安的医疗问题。

结语　药物研发人员的未来

1. 另一个悲剧案例：2006 年，TeGenero 免疫疗法公司开始在伦敦进行 TGN1412 临床试验，这是一种用于治疗白血病和类风湿性关节炎的新药，通过调节人体免疫系统起作用。六名健康的男性志愿者参与了试验，摄入的剂量仅为动物试验中猴子摄入剂量的很小一部分（0.2%），猴子摄入较高剂量后已被证明是安全的（0.2%）。在四个小时内，所有六名男子都感到严重不适。他们遭受了由"细胞因子风暴"引起的灾难性器官衰竭，这种风暴会产生大量活跃的免疫细胞和液体。其中四名志愿者最终处于危急状态，奄奄一息。尽管所有六名志愿者最终都康复了，但他们可能在以后的生活中会面临各种免疫系统疾病。

英国医药保健产品监管局（MHRA，也就是英国的 FDA）对此展开调查，没有发现任何欺诈或渎职行为。TeGenero 似乎诚实地向监管机构披露了他们的所有数据，并遵循了相应的试验标准。为了应对灾难，MHRA 对临床试验标准进行了重新评估，使英国临床试验的监管标准更加严格。

TeGenero 于 2006 年末申请破产。